日本歯科医療への提言

その社会的価値を
高めるための成長戦略

The future potential of Japanese Dentistry

赤司征大 著

医歯薬出版株式会社

This book was originally published in Japanese
under the title of:

NIHON SHIKAIRYO HENO TEIGEN
The future potential of Japanese Dentistry

Editor:
MASAHIRO, Akashi

© 2019 1st ed.

ISHIYAKU PUBLISHERS, INC.
  7-10, Honkomagome 1 chome, Bunkyo-ku,
  Tokyo 113-8612, Japan

序

　本書では，日本の歯科医療がもつ可能性と取るべき成長戦略について記しています．

　今，日本の医療は，そして歯科医療は大きな転換点を迎えています．2006年，厚生労働省は「2025年度には医療費を2兆円削減すること」を数値目標に掲げ，生活習慣病対策に打って出ました．しかしながら，予防により医療費を下げられるという明確なエビデンスはなく，その流れは失速しました．ところが2014年に発足した第2次安倍内閣により，予防医療による健康寿命の延伸が国家戦略に組み込まれ，再度，日本における予防医療の歯車が動き始めました．

　ときを同じくして，口腔の全身健康への影響についてのリサーチが世界中で行われるようになり，歯科のみならず，医科，そして国民レベルで口腔健康の重要性が，徐々に認識されるようになってきました．

　この流れを受けて，歯科医療が「医療の中の歯科村」を出て，既存の歯科医療のコアバリューを大切に引き継ぎながら新領域を拡大し，「医療の中の歯科医療」へと昇華していくことは，国家・国民にとっての歯科医療の社会的価値の向上に繋がります．

　本書は，筆者の専門である「歯科医学×経営学」，そして「日本×米国」という複視座から見えてきた，日本の歯科医療がもつ可能性と取るべき成長戦略に，医療人，経済人，政府関係者，医療現場，アカデミア，そして関連産業などとの交流や，医療ジャーナリストとしての取材を通じて見えてきた知見を重ね，可能な限り客観的かつ網羅的に綴り上げたものです．

　本書が，日本の歯科医療にとっての希望，そして日本社会の発展に繋がることを願っています．

赤司征大

日本歯科医療への提言

The future potential of Japanese Dentistry

CONTENTS

序　3

第一章　日本国のこれから　7

第二章　医療・歯科医療のこれから　13

第三章　地域包括ケアシステムと歯科衛生機能　19

第四章　地域包括ケアシステムに活きる歯科医院　25

第五章　地域包括ケアシステムに求められる歯科医療　31

第六章　歯科医療×テクノロジー　37

第七章　米国歯科医療のエコシステム　43

第八章　日本歯科医療への示唆① 歯科医師×Xの可能性　49

第九章　日本歯科医療への示唆② 歯科医師の研鑽のこれから　55

第十章　日本歯科医療への示唆③ 歯科医師会と歯科医師連盟の真価　61

第十一章　日本歯科医療への示唆④ 歯科医療がもつべきプリンシプル　67

第十二章　日本歯科医療への示唆⑤ 科学としての歯科医療　75

第十三章　日本歯科医療への示唆⑥ 医療の中の歯科医療へ　81

第十四章　日本歯科医療への提言　89

第十五章　歯科医療という日本国の光　95

結　101

著者略歴

2008 年 東北大学歯学部 卒業
2015 年 UCLA Anderson School of Management 卒業

　大学歯学部卒業後，歯科医療法人にて診療に従事しながら，社
内中小企業診断士として業務改善に携わる．その後，UCLA にお
いて MBA を取得．在学中は，米国の歯科医療現場・医療制度・
教育制度・関連産業構造などについてのマーケットレポート執筆
などを行い，公共政策についても学ぶ．2015 年，WHITE CROSS
株式会社を共同創業し，代表取締役 CEO に就任．2019 年，一般
社団法人 WHITE CROSS 留学基金を設立し，共同代表理事に就任．

006

第一章

日本国のこれから

The future prospects of Japan

日本の歯科医療を取り巻く環境・課題を
客観視することで歯科医療のエコシステムとその本質を知り，
そこから未来への糸口を見出そう

緒言

筆者は歯科開業医の家に生まれ育ち，東北大学歯学部を卒業しました．在学中に，日本の歯科医療を取り巻く環境・課題を客観視することで歯科医療のエコシステムとその本質を知り，そこから未来への糸口を見出そうという思いから，中小企業診断士という経営コンサルタントの国家資格を取得しました．

卒業後は大規模な歯科医療法人にて勤務し，臨床歯科医師として患者の健康に寄与する喜びを知り，またマネージャーとして歯科医師目線での院内マネジメントの導入を経験しましたが，同時に「日本の歯科医療が良くなっている」という実感の欠如からくる無力感にも苛まれていました．これは，先人が作り上げてきた歯科医療への否定ではなく，10年後，20年後に歯科医療が日本社会においてその価値を高めながら産業として成長していく戦略を，その時代を生きていく筆者らの世代が見出せていないことからくる無力感でした．

その感覚を振り払うように筆者がUCLAのビジネススクールへ進学した理由は，医療界を革新していくうえで必要なのは，医療へのより高い視座での分析およびマネジメントの導入と，プロフェッショナル自身による関連ビジネスへの参入ではないかと考えたからです．

ビジネススクールでの学びは期待を上回るものでした．浴びるように経営学を学びながら，最先端の医療ビジネスに触れ，公共政策大学院の授業にも参加して，米国の医療制度・医療政策についての理解を深めました．また，シリコンバレーを中心とする産業クラスターにおいて劇的に台頭・進化していくヘルステックの息吹を体感し，リサーチプロジェクトを通じて，米国と日本の歯科医療の根本的な違いについて学びました．卒業後に帰国し，日本歯科医療界の情報のハブとなるWHITE CROSS株式会社を創業し，今に至ります．

本書では「歯科医学×経営学」，そして「日本×米国」という複視座から見えてきた日本歯科医療のこれからとその可能性，そして提言について述べていきます．

日本国のこれから

近年ではメディアを介し，正誤を問わずさまざまなノイズにさらされている歯科医療ですが，歯科医師の大半は真摯に生きており，歯科医療が良いものであってほしいと願っています．

日本歯科医療の成長戦略を描いていくには，現代の日本が置かれている状況に

ついてまず知る必要があります．より俯瞰した目線から日本歯科医療のこれからについて考え，歯科医療界として行動していく先に，国家・国民，そして歯科医師自身にとっての歯科医療の価値の高まりがあります．

日本の国際的なプレゼンスは年々下がっています．戦後経済の歴史を紐解くと，復興期において日本は世界の工場としての立ち位置を勝ち取り，順調に成長してきました．その当時より日本は経済発展が継続し，「次世代が返済することを前提とした借金」を重ねながら，道路や鉄道網などのインフラ投資・医療福祉の充実を図り続けてきました．家計に例えるなら，収入より支出が多い状況を何十年間にもわたって繰り返しながら，豪邸を増改築してきたことになります．

その栄華を極めた 1979 年，ハーバード大学のエズラ・ヴォーゲル教授が執筆した『ジャパン・アズ・ナンバーワン』という本がベストセラーになりました．その後の 1991 年，成長の限界を迎えた日本経済はバブル崩壊を起こしました．それを起点に，日本経済の停滞が始まり，失われた X 年という表現は一般的なものとなりました．

その期間，日本は国際的に最も成長に苦しむ先進国となっています．2010 年，GDP において中国が日本を抜き，日本は世界第 2 位の経済大国から陥落したことがニュースになりました．その実は，成長に苦しむ亀を猛烈に成長するウサギが抜き去って行ったというものであり，起こるべくして起こったことでした（図 1）．停滞期に入って以降も，収入より支出が多い状況は変わらず，ビジネススクールのマクロエコノミクスの授業において，"Japanese Government is the leader of Crazy." と言い放たれたことが，刺さるように筆者の心に残っています．

それでは，より具体的に日本経済の行く末をみていきましょう．

PPP ベースの 順位	2030		2050	
	国名	PPPベースの GDP予測 （2014年基準 10億米ドル）	国名	PPPベースの GDP予測 （2014年基準 10億米ドル）
1	中国	36,112	中国	61,079
2	米国	25,451	インド	42,205
3	インド	17,138	米国	41,384
4	日本	6,006	インドネシア	12,210
5	インドネシア	5,486	ブラジル	9,164
6	ブラジル	4,996	メキシコ	8,014
7	ロシア	4,854	日本	7,914
8	ドイツ	4,590	ロシア	7,575
9	メキシコ	3,985	ナイジェリア	7,345
10	英国	3,586	ドイツ	6,338

図 1　将来の GDP 予測
（PwC Japan グループホームページより）

1. 人口構造の変化

日本の経済停滞の脱却を妨げている最大因子は，人口構造の変化です（図2）．成長著しかった戦後復興期の日本は，若者が多く老人が少ないピラミッド型の人口構造でした．それに比較して，現在の人口構造は，団塊の世代と団塊ジュニアにボリュームゾーンがあるひょうたん型であり，今後の日本社会を支えていく10〜20代は数的にも割合的にも急激な減少傾向にあります．

日本経済を支える若い労働力の減少に合わせて，より効率的な経済構造に切り替えていこうとしても，すでに積み上げられた約1,400兆円という，国の年収の約2.5倍に当たる借金と，その返済責任を負う若年労働力の減少，移民政策を受け入れない政府の方針，そしてシニアデモクラシーなど複雑に絡み合う要因により，抜本的な打開策が描ききれない状況にあります．

2. 国家債務の推移

2009年に財政赤字が露呈し，国際的な信用を失ったギリシャが財政破綻を起こしたことは，読者諸兄のご記憶にもあるかと思います．国が財政破綻をするという「起こり得ない」ことが起こった結果，2013年には失業率が30%に迫り，2019年4月時点でも約18%の失業率となっています．注意したいのは，ギリシャの借金は，ピーク時に国の年収の約1.7倍という，現在の日本の借金水準をはるかに下回るものだったことです．

日本の借金に対しては，「家計に例えるなら他人（外国）から借りたものではなく，親兄弟（国内）から借りたものだから大丈夫」との楽観論もありますが，現実として親兄弟の衰え（人口減少）の先に親兄弟のタンス預金にも限界が生じるため，楽観視することが非常に難しいと言えます（図3）．

日本歯科医療がその価値を高めるためには

それでは，現状維持のまま経済崩壊に向かう流れに身を任せて良いかというと，それは否です．日本人は各世代に何かしらの命題を抱えています．古くは尊王攘夷，富国強兵などというスローガンがそれを示しています．意思決定者が比較的高齢である現代日本において，いま意思決定権をもつ世代は，次世代のために現状維持から脱却するという「我が身をも切る覚悟」をもち，また人生100年時代を迎えるこの国において働き生きていく筆者らの世代は，国家のため，次世代のために踏みとどまれる最後の世代として生きるという事実を受け入れなければなりません．そ

れは，国家レベルの話ではなく，歯科医療界においても当てはまる話です．
　筆者が伝えたいのは，暗い未来の話ではありません．日本の置かれている状況は楽観視できるものではありませんが，次世代のために踏みとどまるため，歯科医療だからこそ果たせる役割は確かにあります．本書を通じて，歯科医療が日本社会においてその価値を高めながら産業として成長していく戦略を描いていきたいと思います．

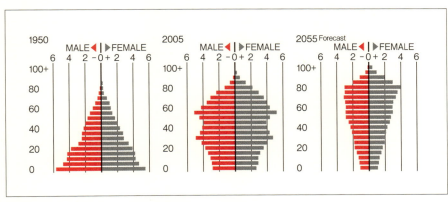

図2　日本の人口構造推計（The Economist ホームページより）

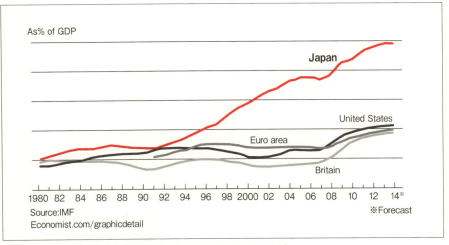

図3　主要国・地域の国家債務推移（The Economist ホームページより）

012

第二章
医療・歯科医療のこれから

The future prospects of Japanese Healthcare and Dentistry

高騰する医療費に対して国が取りうる施策と
医療全体のビジョンについて知り，
歯科医療が担いうる役割を見つめよう

国民歯科医療費の状況

　国民医療費は右肩上がりで上昇を続けており，2015年には40兆円を突破し，国家財政への圧迫が深刻化しています（**図1**）．その一方で，国民歯科医療費は四半世紀にわたり横ばいです．その原因はどこにあるのでしょうか？

　先進国において医療費が上昇する要因は，「医療技術の進歩」，「保険適応範囲の拡大」，「自動化が難しく他産業と比較して労働生産性が改善されないこと」，「人口増加」，「高齢化」の五つが挙げられます．

　これらを歯科医療に当てはめて考えると，「医療技術の進歩」については，新しい治療技術を自費として扱い，歯科医院の収入源とする歯科特有の慣行により，国民歯科医療費の対象外となりがちです．また，保険治療範囲の歯科医療が「Drill, Fill」であり，世代を超えてほぼ同じことを行っているのであれば，「保険治療における歯科技術の進化＝歯科機材／材料性質の向上とそれを裏付ける学術の進歩」といえます．その改善効果は測定しづらく，この観点から歯科医療費の上昇を訴えることは容易ではありません．「保険適応範囲の拡大」について，既存の保険治療範囲はむしろ広すぎるのではないでしょうか．「労働生産性」については，歯科医院において生産性を革新的に改善することは難しく，「人口増加」は日本には当てはまらず，「高齢化」については，加齢とともに受診率が跳ね上がる医科と異なり，歯科では75歳以上の高齢者において受診率が下がる傾向にあります．

　経済成長が鈍化している日本においては医療福祉費への抑制力が働くため，単純な"国民医科医療費の増加との比較論"では，国民歯科医療費向上は図れないことがわかります．

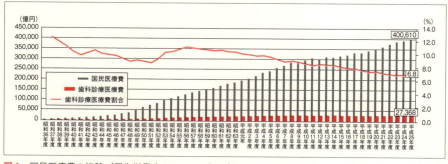

図1　国民医療費の推移（厚生労働省ホームページより）

以上により，日本における国家・国民から見た歯科医療の価値は四半世紀にわたり変化がなく，実質経済の成長までを考えるとむしろ低下しているといえます．それでは，これからの日本において歯科医療の社会的価値の向上はありうるのでしょうか？

　それを知るには，高騰する医療費に対して国が取りうる施策と，医療全体のビジョンについて知る必要があります．経済が停滞した成熟国家である日本においては，打ちうる施策を前提にビジョンを描かなければならないため，施策，医療全体のビジョンの順に見ていきましょう．

1. 施策

　今後さらなる医療費の上昇が予測される要因として，人口構造の変化と65歳以上の高齢者の一人当たりの医療費があります（図2）．「増加する高齢者数×高額な一人当たり医療費」の結果として，2015年段階ですでに，国民医療費に占める65歳以上の医療費は59.3％まで上昇しており，待ったなしでの対応が求められます．

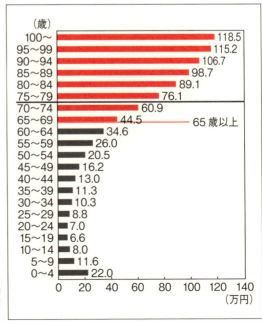

図2　年齢階級別一人当たり医療費〔「医療給付実態調査報告」（厚生労働省保険局）などより作成〕

姥捨山のような施策も考えられますが，それは人道に反します．実際に，政府の掲げる医療介護政策の目標は，「良い医療を公平にあまねく提供すること」にあります．それは，高齢社会に合った医療介護を国民皆保険下にて提供することを意味します．国民皆保険制度を維持することを前提とする限り，財政的な持続可能性を高めるための対症策を取りながら，同時に抜本策として国民の健康寿命を伸ばし，社会保障の担い手を増やせる仕組みへとシフトしていくことが現実的な施策となります．

対症策には，「患者負担・保険給付範囲・診療報酬単価の見直し」と，ジェネリック医薬品の普及や入院期間の短縮，在宅医療の促進などに代表される「提供方法や提供方式の見直し」があります．これらについては，政府はすでに対応しています．

抜本策には，「予防・健康管理，医療の質の向上」があります．実は，こちらについては明確な経済効果が測定できないため，エビデンスがない施策とされています．しかしながら，"国民の健康寿命を伸ばし医療費を抑制する"という大目標下において積極的に推進されており，政府はその健康寿命延伸プランにおいて，2040 年までに健康寿命を男女ともに 3 年以上延伸し，75 歳以上とすることを目標としています．それでは，これらの施策を前提とした，医療全体のビジョンについてみていきましょう．

2. 医療全体のビジョン

2014 年，安倍晋三内閣は，医療・介護などの健康関連分野を成長市場に変えていくことを国家戦略の重点課題項目としました．それを起点に，これまでの発病した病気に対する「トラブルシューティング型のシックケア」単体から，シックケアと「健康のケアを行うヘルスケア」の両輪で国民の健康寿命を伸ばしていく，新たな社会システムを目指した保険医療の再構築が開始されました．次いで 2015 年，塩崎恭久厚生労働大臣（当時）主導の私的座談会が行われ，その結果として 2035 年の保険医療のビジョンである「保険医療 2035」がまとめられ，保険医療のキュア中心からケア中心へのシフトが提言されました．

そして 2017 年 6 月 9 日，内閣府により発表された「経済財政運営と改革の基本方針 2017」，つまり 2017 年の国家戦略の医療の項目において，歯科医療にとって歴史的な一文が記載されました．

「疾病予防と重症化予防を推進し，重症化予防などに向けた保健事業との連携の

観点から，診療報酬を検討する．口腔の健康は全身の健康にも繋がることから，生涯を通じた歯科健診の充実，入院患者や要介護者に対する口腔機能管理の推進など歯科保健医療の充実に取り組む」

これは，国家が口腔健康と全身健康との関連性を認め，歯科健診と口腔ケアを推進することを明文化したということです．続く 2018 年には，口腔機能管理の対象が国民に拡げられ，地域における医科歯科連携の構築が明文化されました．そして 2019 年には，「口腔の健康は全身の健康にも繋がることからエビデンスの信頼性を向上させつつ，国民への適切な情報提供，生涯を通じた歯科健診，フレイル対策にも繋がる歯科医師，歯科衛生士による口腔健康管理など歯科口腔保健の充実，入院患者等への口腔機能管理などの医科歯科連携に加え，介護，障害福祉関係機関との連携を含む歯科保健医療提供体制の構築に取り組む」という一文にまで高まっています．また，同時に発表された「成長戦略 2019」においては，「全身の健康にもつながる歯周病などの歯科疾患対策を強化するため，現在 10 歳刻みで行われている歯科健診の機会を拡大し，歯科の保健指導を充実することについて，検証の結果を踏まえ，2020 年度までに着手し，速やかに結論を得る．あわせて，歯科健診の受診率の向上を図るとともに，健診結果に基づき，必要な受診を促す実効的な取組や，全身疾患の治療が必要な可能性がある場合の医科歯科連携を推進する」という一文が記載され，歯科健診の効果的・効率的な提供方式が模索されはじめました．本書の性質上，歯科医療の視点から描いていますが，この新たな「社会システム」を目指した保険医療の再構築は，社会全体を巻き込むムーブメントとなっています．

例えば保険者においては，特定健診の結果とレセプトデータをクロス分析させて不健康予備群へのアプローチをとるデータヘルスや保健事業の充実化が図られています．さらには，保健健診事業に対して点数をつけることで保険者をモチベートし，人々の健康を守るという保険者本来の機能を活性化させる仕組みへと昇華しようとしています．政府は保険者努力支援制度として，「生活習慣病の重症化予防や個人へのインセンティブ付与，歯科健診やがん検診等の受診率の向上等については，配点割合を高める」としています．企業にも健康経営という取り組みが求められ，市町村にも地域医療やさらに需要が増加する介護現場を支えていくなどの役割が求められています．

実は，歯科医療はこの流れにおいて重要な役割を担いうるポジションにいます．厳密な定義はさておき，シックケアを「死と戦う医療」，ヘルスケアを「生きる力

を支える医療」と言い換えると,「死と戦う医療」として脳外科, 救急救命などが挙げられます. それに対して,「生きる力を支える医療」として眼科, 皮膚科, 耳鼻咽喉科, そして歯科などが挙げられます.

「シックケアでお金が回る病院」という巨大インフラに引っ張られてしまう医科に対して, 歯科医療は数十年にわたり, 治療と予防が同居できる診療ユニットというインフラをもち, 歯科衛生士という予防の専門職を有しており, そして完璧とはいえずとも予防のノウハウを蓄積してきています.

いわゆるメタボリックドミノにおいても, 歯科医療は健康の入り口を守る診療科です. さらには, 口腔健康と糖尿病の関連性に始まり, 近年では心臓病, 認知症, 不妊症, 悪性新生物などさまざまな全身疾患との関連性が指摘され始めています. 2016年を起点に広まり始めたフレイル予防においても, 低栄養防止のための食事や, 定期的な口腔管理が鍵となります.

歯科医療は, 今まさに「Drill, Fill」から,「生きる力を支える医療の代表」への転換点にあります. シックケアの時代には大きな医科に小さな歯科がついていけばよかったのかもしれません. しかしながら, シックケアとヘルスケアの両輪の時代においては, 歯科医療はヘルスケア, つまり「生きる力を支える医療の代表」として, その社会的価値を向上させていける可能性が大いにあります.

Community-based integrated care systems and
the function of dental hygiene

第三章 地域包括ケアシステムと歯科衛生機能

地域包括ケアシステムが打ち出された背景と，
そこにおける歯科衛生機能の拡大の可能性を理解しよう

地域包括ケアシステムと歯科医療

1. テクノロジーの進化が促す新しい医療提供体制

　歯科医療が「生きる力を支える医療の代表」として，その社会的価値を向上させていくための戦略を考えるには，2025年を目標に構築が進められている新たな社会システムである「地域包括ケアシステム」について理解する必要があります．地域包括ケアシステムの構築は，医療の提供方式の大きな変化を意味します．ここでまずみるべきは，「平成28年度診療報酬改定の概要（歯科診療報酬）」にある，歯科医療の提供方式の変化のイメージです（図1）．

　現在の歯科医療の姿として，患者が歯科医院を受診し，必要に応じて他の医療機関への紹介・対診が行われ，また歯科医院を起点に訪問診療が行われているというイメージが描かれています．それに対して，2025年の地域包括ケアシステムにおける歯科医療のイメージは理解しづらいものです．しかしながら，医療全体のビジョンに基づいて国が打ち出したイメージであり，歯科医療の未来の姿がそこにある以上，直視する必要があります．

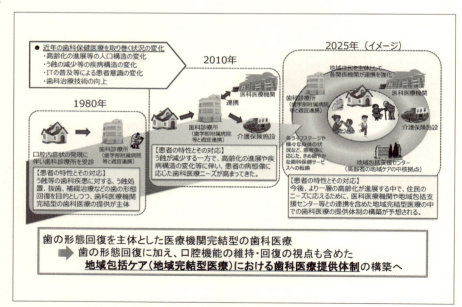

図1　歯科医療サービスの提供体制の変化と今後の展望〔平成28年度診療報酬改定の概要（歯科診療報酬）より〕

まずはその背景からみていきましょう．現在，国家財政を圧迫する医療費増大への歯止めとして，高齢者の増加に対応しながら，シックケア単体からシックケアとヘルスケアの両輪で国民の健康寿命を伸ばしていく社会システムへの転換が求められています．

　現在の医療の提供方式において，病院は多くの機能を担っています．今後，高齢者の増加に伴い，医療への需要は増加します．そこにおいて今と同じような病院を日本全国に30個，50個と作り足したところで，供給が追いつかない事態が発生します．そのうえ病院運営は労働集約的であり，人材不足が深刻化する近未来においては，病院を機能させること自体が難しくなります．変化せざるをえない病院はその機能を急性期・亜急性期・周術期医療対応に集中させ，その他の機能を地域社会や民間に移管することになります．その結果，在宅医療が推進され，医療と介護は徐々に一体化していきます．

　病院機能の選択と集中に合わせて，人々の暮らしのなかにこれまで医療機関のみで行われていた医療行為が移管され，同時に社会のそここに人々の健康をケアするための仕組みが組み込まれていきます．その変化をテクノロジーの進歩が支えます．

　この兆しはすでに現れており，医療は「テクノロジーの集合」の時代に入ろうとしています．例えばわずか10年前，血圧測定は基本的に医療機関で行われるものでした．ところが今では，Apple Watchに代表されるようなウェアラブルデバイスが身に付けているだけで血圧を測定し，そのデータがワイヤレスでクラウドに蓄積されるようになっています．この先に，そのデータをAIがリアルタイムで分析し，異常値を認めるとアラートを鳴らして医師と共有され，遠隔医療が提供される時代がくることを想像してみてください．ほかにも，遺伝子検査やロボティクスなどさまざまなテクノロジーが医療・介護の発展に関わってきます．医療・介護の変化，テクノロジーの進歩．それらの融合の先に地域包括ケアシステムは構築されていきます．

2. 地域包括ケアの具体像

　地域包括ケアシステムの「地域」とは，自宅から30分圏内で，基本的な医療を受けられる中学校区程度のサイズを意味します．その中核となるのが，地域包括支援センターです．この支援センターが置かれない地域が，消滅する地方都市・限界村落にあたります（図2）．

第三章 地域包括ケアシステムと歯科衛生機能

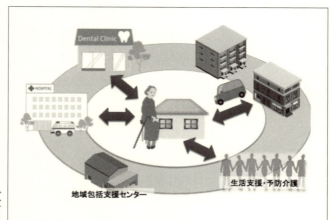

図2 地域包括ケアシステム〔平成28年度診療報酬改定の概要（歯科診療報酬）より〕

　医療・介護の受益者であるおばあさんの目線から地域包括ケアシステムをみてみましょう．基本的におばあさんは自宅にて生活支援・予防介護を受けています．その日常ではウェアラブルデバイスがリアルタイムでバイタルサインを測定し，おばあさんの健康をケアします．また，市町村行政が音頭を取りフレイル予防のための食事，身体活動，社会参加が促進されています．必要に応じて，デイケアセンターや老人介護施設に入所すると，介護用補助ロボットなどが介護士の仕事の効率化のために活用されています．そして，治療が必要となった場合には，遠隔医療や歯科医院や病院を実際に受診します．

　歯科医療にとっての最大の変化は，歯科健診と口腔ケアの推進に伴い，歯科衛生機能が求められる場所が歯科医院外に拡大することです．生活支援・予防介護の場，デイケアセンターや高齢者住宅，そして病院においてもそれは求められ始めます．歯科衛生士法に関わるため難しい面もありますが，地域包括ケアシステム下においては歯科医院で働く歯科衛生士に加え，訪問・施設で働く歯科衛生士，病院，そして自治体で働く歯科衛生士が増えるのではないでしょうか．

歯科衛生機能の拡大

　現在の歯科衛生士の採用難を考えると，医科病院などに歯科衛生士を輩出することへの抵抗感があるのは事実です．しかしながら，歯科衛生機能が求められる場所が歯科医院外に拡大していくなかで，歯科衛生士を歯科医院のみに囲い込もうとするのは，歯科医師のエゴではないでしょうか．

国策として口腔ケアが推進されていくなかで,「経済財政運営と改革の基本方針2019」において,「フレイル対策にもつながる歯科医師,歯科衛生士による口腔健康管理など歯科口腔保健の充実,入院患者等への口腔機能管理などの医科歯科連携に加え,介護,障害福祉関係機関との連携を含む歯科保健医療提供体制の構築に取り組む」として,歯科医療が果たすべき役割が明示されました.しかしながら,その領域を実質的に埋めていく主体が歯科であるとは限りません.2017年に,福岡歯科大学が「口腔ケア」推進の人材を育成するために看護大学を開学したことが良い裏付けのように思われます.

　歯科衛生士の歯科医院への囲い込みは,短期的に歯科医師の既得権益を守ることに繋がりますが,中期的には本来歯科医療が提供するべき社会的価値を失うことに繋がります.

　しかしながら,時流に合わせて単純に歯科衛生士を医科病院などに輩出していくだけでは,歯科医療が提供できる価値の最大化には繋がりません.医科病院などで働く歯科衛生士には,口腔ケアのみならず歯科医療が提供しうる摂食・咀嚼・嚥下に対する理解と,院内外の歯科医師との連携機能が求められることになります.また,健常者と廃用症候群患者の口腔の違いへの理解も求められます

　具体的に言えば,歯科衛生士養成校を卒業した直後に医科病院に勤務した場合,歯科治療に対する理解が不足した人材となります.病院で働く準備期間として,歯科医院での最低勤務年数を規定し,健常者の口腔や咀嚼機能を回復させる歯科治療についての臨床理解を深めてもらうべきではないでしょうか.その先に,歯科医院で働き続けるキャリアパスに加えて,口腔ケア・摂食・嚥下などへと職能を拡大し,病院で勤務するというキャリアパスが提示されれば,歯科医療の社会的価値を高める人財としての活躍も期待されるのではないでしょうか.

　報酬が医科・歯科・介護にどのように割り振られるかはさておき,拡大していく歯科衛生機能が求められる場所を通じて歯科医療の社会的価値を高めていくのであれば,建設的にルールを作っていく姿勢が求められます.

　実はこの提言は,歯科衛生士の復職支援にも繋がります.2015年の日本歯科衛生士会による歯科衛生士の勤務実態調査報告書によると,現在140,000名いるとされる休眠歯科衛生士の5割以上に再就職の意向があり,再就職する際の障害の第1位は勤務時間(54.1%)でした.

　組織規模の問題からフルタイム勤務が求められがちな歯科医院と比較して,病院などであればシフト制によりデイタイムでの勤務が可能となりやすいことか

ら，復職の良い受け皿となりえます．また，歯科衛生士の大半が女性であることから，結婚・出産・育児などのライフイベントの先の復職を見越したキャリアパスとして，歯科医院にて一定期間勤務することへのモチベーションになるのではないでしょうか．

第四章

地域包括ケアシステムに活きる歯科医院

Thriving dental clinics in community-based
integrated care systems

Society 5.0 が進行する地域包括ケアシステムにおいて
活きる歯科医院の姿を見てみよう

歯科医師の仕事はなくならない

　内閣府は，狩猟社会（Society 1.0），農耕社会（2.0），工業社会（3.0），情報社会（4.0）に続く社会として，Society 5.0 という概念を提唱しています（図1）. Society 5.0 は，「サイバー空間（仮想空間）とフィジカル空間（現実空間）を高度に融合させたシステムにより，経済発展と社会的課題の解決を両立する，人間中心の社会」と定義されています．前章で地域包括ケアシステムを支えるテクノロジーの例として用いた，「Apple Watch のようなウェアラブルデバイスがおばあさんのバイタルサインをリアルタイムで測定し，ワイヤレスでクラウドに蓄積されるそのデータを AI が分析し，異常値を認めるとアラートを鳴らして医師と共有され，遠隔医療が提供される」という，「自動的システムのゴールが，人の健康をケアする具体的な対応にまで落としこまれている様」が，まさに Society 5.0 のイメージです．

　2015 年に野村総合研究所と英国オクスフォード大学のマイケル A. オズボーン准教授らが行った共同研究において，Society 5.0 における「職種ごとのコンピュータ化確率」が示されました．それによると，歯科医師の仕事が AI などに取って代わられる可能性は 0.44％．つまり，技術革新にリープがない限り，歯科医師の仕事は今後当分なくならないことを意味します．それを前提にすると，歯科医師目線で Society 5.0 の進行する地域包括ケアシステムにおいて活きる歯

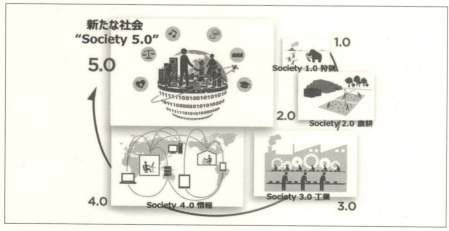

図1　内閣府の提唱する Society5.0（内閣府ホームページより）

科医院の姿とはどういうものでしょうか．

地域包括ケアシステムに活きる歯科医院のパターン

　保健医療 2035 においては，「発散から統合」，「医療の量の拡大から質の改善」，「キュアからケア」へのシフトが提言されています．これを地域包括ケアシステムに当てはめると，そこに活きる 3 パターンの歯科医院の姿が見えてきます．

1.「発散から統合」への対応
　「発散から統合」に対応する歯科医院とは，地域包括ケアシステムの一部として機能できる中規模歯科医院です．2016 年の診療報酬改定にて新設された「かかりつけ歯科医機能強化型歯科診療所」の発展線上に，2025 年の歯科保険医療を支える中規模歯科医院があります．
　社会的要請により滅菌消毒システム，CT，マイクロスコープなど重装備化が進む歯科医院を分散させず，複数の歯科医師が一箇所で働く環境を増やすことで，資本・労働力を統合していくイメージです．また，比較的健康な高齢者が来院するという歯科医院の強みを活かし，運動，口腔，栄養などのフレイル対策を含む介護予防や生活習慣病などの疾病予防・重症化予防を一体的に実施できる「通いの場」としての機能をもつことも考えられます．

2.「医療の量の拡大から質の改善」への対応
　「医療の量の拡大から質の改善」に対応する歯科（医院）は，自費専門の歯科医院およびフライングドクターです．2016 年より，医科を中心に活発化した新専門医制度についての議論において，「歯科医療の専門医制度は時期尚早」という，現実的でありながら時代錯誤な発言が出ました．現実的というのは，日本では幅広い歯科治療が保険医療に組み込まれているうえに，新しい治療技術が自費として扱われる慣行もあり，保険制度下において専門性を評価し GP と比較した専門医療費を設定することは難しいからです．時代錯誤というのは，各診療科の深みが増していく現代歯科医学において，専門性に基づく質への配慮を無視した歯科医療であれということへの義憤からです．
　質の改善に対して歯科医療が取りうる最善策は，日本の歯科特有の自費・保険問題を積極的に逆手にとり，社会が求める他のパターンの歯科医院に当てはめていくことです．少数派ですが，専門領域の知識・技術を中心に提供する比較的小

規模な歯科医院，あるいは複数の中規模歯科医院において提供していく「フライイングドクター」と呼ばれる歯科医師が，質を提供する立場になりえます．彼らには，すでに市民権を得ている矯正医，口腔外科医に加えて，例えばエンドドンティストを始めとした深い専門性を有する歯科医師が加わるのではないでしょうか．

　歯科医療においては認定医・専門医による実質的独占性がなく，社会から専門と認められる水準は不明瞭です．そのため曖昧ではありますが，同業者から専門的と認められる歯科医師が，複数の中規模歯科医院との信頼関係を結び，フライイングドクターとして機能することになります．その結果，自然発生的に日本独自の緩やかな専門性の濃淡が顕在化してくるのではないでしょうか．

3.「キュアからケア」への対応

　「キュアからケア」に部分対応する歯科医院は，訪問診療専門の歯科医院です．歯科衛生機能が求められる場の拡大に伴い歯科医院外で働き始めた歯科衛生士と連携し，口腔ケアに加えて咀嚼機能の回復や摂食嚥下機能への対応，つまり VF（嚥下造影検査）・VE（嚥下内視鏡）などを使いこなし，食べる力を支える医療の提供者としてフレイルとの戦いの最前線に身を置くことになります．近年，訪問診療専門の歯科医院開設が可能になったことからも，需要が高まる在宅医療に対応した歯科医師を増やそうとする政府の意向が窺えます．

＊　　　　　　　＊　　　　　　　＊

　無論，前述の三つのパターンにきれいに分かれるのではなく「ハイブリッド型」も存在します．つまり，最低一つのパターンに当てはまる歯科医院が，地域包括ケアシステムにおいて活きる歯科医院として生き残ります．逆に，どのパターンを目指すわけでもなく，歯科医師1名で新規開業するリスクは現在以上に高まります．その他のパターンとして，消滅する地方都市・限界村落に当てはまらない地域において事業承継が成功した小規模歯科医院と，生粋の経営者気質をもつ歯科医師が作り上げる歯科医院は生き残ることでしょう．

　また今後，政府主導で診療所の都市偏在が是正されていくことが想定されています．その目的は，都市での開業条件を厳しくして地方での開業を促すとともに，都市部では高齢化に対応できる医療の拡充を図ることにあります．

歯科医院の中規模化のメリット

　現在の歯科医院の大半は小規模の経営体であるため，多少なりとも抵抗感があ

るかと思いますが，歯科医院の中規模化にはさまざまなメリットがあります．

組織は規模を拡大することで，ある程度の品質コントロール機能・教育機能が備わるといわれています．また，施設基準を満たすうえでもメリットがあります．しかしながらその最大のメリットは，人材確保性の向上にあります．

若年労働者数が減少する日本においては，歯科衛生士に加えて歯科助手の採用難も短期的に顕在・深刻化します．すでに都市部においては，コンビニエンスストアをはじめとする小売業，飲食業，建設業などにおいて外国人労働者の雇用が進んでいます．さらには，2025年には中国の労働輸入国化が予測されています．そうなると国家間での人材の奪い合いが起き，次いで国内産業間での人材の奪い合いが激化します．これは，日本語ネイティブの人材の確保が難しい時代に突入するということを意味します（**図2**）．

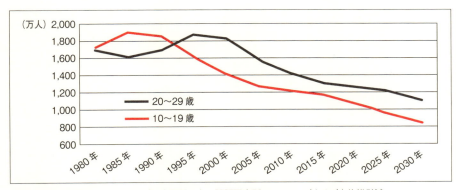

図2 若年労働者数の減少予測〔社会保障・人口問題研究所ホームページより（中位推計）〕

日本社会おいて歯科医療は公共財であり，国家・国民のために存続し続けなければなりません．歯科医院運営では言葉の壁が非常に大きな障害となるため，日本語ネイティブの人材は必須であり，他産業と比較しての職業魅力を歯科界全体で構築していく必要があります．ここにおいて，労働規約や福利厚生，有給消化などに対応する最短経路は，経営体としてある程度の規模をもつことです．

歯科医院の中規模化はさまざまな観点から合理的であり，その呼び水であるかかりつけ歯科医機能強化型歯科診療所は2017年末時点で7,000軒を超え，最終的には20,000軒を目指しているという推測もあります．政府主導でその名のもとに施設基準を段階的に引き上げられていくことで，歯科医院の中規模化はますます促進されていくと思われます．2017年12月に厚生労働省が，歯科医院の

院内感染防止のためにハンドピースを患者ごとに交換せずに使い回している歯科医院に対して，2018年4月の診療報酬改定から初診料や再診料を下げる方針を決定したことなどが良い例でしょう．

　また2019年6月には，患者が任意で登録した自分のかかりつけ医を月定額で受診し，他の医療機関で受診した際には負担が上乗せされる制度について，厚生労働省が検討し始めたことがニュースとなりました．同日中に，厚生労働大臣が「事実ではない」と否定しながら，「経済財政運営と改革の基本方針2020に向けて検討していきたい」とも述べています．これは医科の視点から描かれていますが，今後，このような制度が歯科に導入される可能性は否定できません．そうなった場合，患者が登録できる施設基準＝かかりつけ歯科医機能強化型歯科診療所の施設基準となるのではないでしょうか．

第五章

地域包括ケアシステムに求められる歯科医療

Social needs of dentistry in Community-based
integrated care systems

地域包括ケアシステム時代における
歯科医療の変化や拡大すべき領域を考えよう

歯科治療への需要予測

2025年を目標に構築が進められている「地域包括ケアシステム」に求められる歯科医療について考えていくうえで、まずは今後の国民歯科医療費の推移についてみていきます。

総務省の統計と厚生労働省の日本の将来推計人口を基に2016年と2025年の総人口を比較すると、64歳以下は5.9〜8.2%減少、65歳以上の高齢者は4.3〜8.4%増加、全体として2.0〜4.8%の減少となります。

そして、厚生労働省の歯科疾患実態調査と国民医療費の概況を基に、過去5年の国民歯科医療費の年平均増加率1.44%が維持されることを前提に、「人口構造変化」と年齢階級別の「歯科医療費」と「DMF歯数の増減率」を考慮して国民歯科医療費を推計すると、2026〜2031年の間に2兆9,247億円から3兆342億円の範囲でピークを迎え、それ以降は減少することが予測されます（**図1**）。

日本国民のDMF歯数と齲蝕を中心とした歯科治療への潜在需要に正の相関関係があると仮定し、「人口構造変化」と「年齢階級別のDMF歯数の増減率」から齲蝕を中心とした歯科治療への潜在需要を推計すると、2021年までにピークを迎え、それ以降は減少することが予測されます。

日本社会に求められる歯科医療の変化や拡大すべき領域、そして移民政策などの影響を考慮していない推計ではありますが、以上より「総人口が減少・高齢者数が増加し続けるなかで、齲蝕を中心とした歯科治療への潜在需要は2021年までにピークを迎えた後に減少し、国民歯科医療費は地域包括ケアシステム時代に

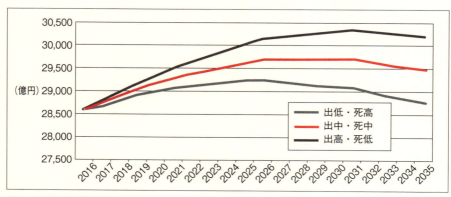

図1 国民歯科医療費推計

入った2026年から2031年の間に3兆円前後でピークを迎えた後に減少する」と筆者は考えています.

また、齲蝕治療を中心とした歯科治療への潜在需要が減少するからといって、先人達が蓄積してきたDrill, Fillの知識・技術は歯科医師としての誇りであり、次世代に引き継いでいくべきものです。しかしながら若手歯科医師にとっては、秀でた専門性をもたない限り、これまでの時代のスターダムであった研鑽のみでは、長い歯科医師人生を生き抜いていくことは難しいのも確かです.

口腔ケア・歯周病治療への需要の高まり

次に、日本社会に求められる歯科医療の変化や、拡大すべき領域についてみていきましょう。現在、8020運動に代表される先人達の努力の結果、高齢者の残存歯数が増加し、次の課題として歯周病罹患率が増加しています（**図2**）。そして口腔健康、特に歯周病とさまざまな全身疾患との関連性が指摘され始めているなか、2017年に国家が口腔健康と全身健康との関連を認め、歯科健診と口腔ケアを推進することを明文化し、2019年には2022年度までに60歳代における咀嚼良好者の割合を80%以上にすることが目標として設定されました。その結果として、地域包括ケアシステムの構築に伴い、歯科衛生機能が求められる場所が歯科医院外に拡大していきます.

これは同時に、歯科医院内においても歯周病予防・治療への需要が高まり、その対策が求められることを意味しています。そのため、歯科医師と歯科衛生士が連携して歯周病に向き合える歯科医院への需要はこれまで以上に高まります。皆保険制度下においてその受け皿になりうる最有力候補は、教育を重視した歯科医師が経営する「かかりつけ歯科医機能強化型歯科医院」の発展線上にある中規模歯科医院であり、日本社会に求められる歯科医療の提供媒体として地域包括ケアシステムに組み込まれ、機能していくことになるのではないでしょうか.

歯科医療が拡大するべき領域

2016年の診療報酬改定において、医科歯科連携の継続的な推進が明言されていました。そこにおいて歯科医療が拡大するべき領域として、歯科医院の糖尿病・認知症・骨粗鬆症予防、睡眠医療などの健康ステーションとしての発展性や、食べる力を支える口腔医の領域があると筆者は考えています.

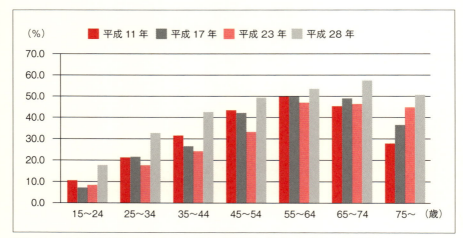

図2　4mm以上の歯周ポケットを有する者の割合の年次推移（平成28年歯科疾患実態調査より）

1.「健康ステーション」としての発展性

　データヘルスの騎手である山本雄士氏の著書『投資型医療』（ディスカヴァー・トゥエンティワン．2017）によると，歯周病との関連性が強い糖尿病において治療できているのは患者の20%である一方で，残りは疾病の慢性化・複合化により医療費を上昇させる予備群となっています．同様に骨粗鬆症においては，1,000万人もの骨粗鬆症患者が治療を受けずに放置されています．また，骨粗鬆症による骨折患者の半数が歩行能力を低下させ，5人に1人が寝たきりになっていきます．この代償として，おおよそ1兆円に及ぶ医療費，介護費が支払われており，生活の質や生産活動の低下による機会損失までを考えると，さらなる実質価値が失われていることが容易に想像できます．

　特定健康診査などを通じた受診勧告の結果として，人々の行動を変容できずに，結果として救える患者を救えず膨大な医療費がかかるという医師が感じる無念．これは，われわれ歯科医師の「なぜ患者は痛くなってからくるのだろう」という無念と近しいものではないでしょうか．国策下において歯科健診が推進されるなかで，歯科医院には多くの糖尿病・骨粗鬆症患者，その予備群が受診してきます．

　例えば，歯科医院での血糖値測定は歯科治療リスクを下げることにも繋がります．また，歯科X線写真から骨密度診断サポートを行うソフトウェアを活用した医科歯科連携モデルがすでに存在しています．生きる力を支える医療の代表であ

り最多の診療科別診療所数を有している歯科医院は，地域包括ケアシステムにおける健康ステーションのポジションを積極的に勝ち取り，医科歯科連携下において潜在的な有病患者への情報提供機能や医科への受診勧告機能をもつべきではないでしょうか．

2.「口腔医」としての発展性

次に"口腔医"です．医療ジャーナリストの塩田芳享氏の著書『口腔医療革命食べる力』（文藝春秋．2017）において，超高齢社会において急増する「食べられない高齢者」を生み出してしまう現代医療の抱える課題が浮き彫りにされていました．

筆者は以前，回復期リハビリテーション病院を経営する医師から「なぜ，歯科医療は病院に入ってこないのか？　われわれが日常的に目の当たりにする，食べる力が弱った患者の苦痛になぜ対応しようとしないのか？」と叱責されたことがあります．食べる力に関わる摂食・咀嚼・嚥下という一連の行為を考えると，それは歯科の力なしでは維持・回復できるものではないことがわかります．その一方で，現在，患者の口腔機能評価を行い，摂食・咀嚼・嚥下障害に対応できる専門家の組織だった育成がなされていないことが問題となっています．その結果，安易に胃瘻に割り振られる患者も数多くいます．胃瘻が患者の回復や生活の質に及ぼす影響は大きく，無視できるものではありません．

ここにおいて歯科医師の新しい専門領域として，咀嚼機能の回復に携わる歯科医師や，医師，看護師，言語聴覚士，管理栄養士，介護福祉士，歯科衛生士などと連携して，口腔機能評価・維持・回復や口腔ケアに特化した口腔医という領域を確立していくべきではないでしょうか．

今まさに口腔医のモデルを作り上げようとしている歯科医師もいます．例えば能登総合病院口腔外科部長の長谷剛志先生は，患者の食べる力に向き合い，日本初の介護食レシピ本を監修し，介護施設間での介護食の基準統一に携わるなどの活動をされています．このような活動がベンチマークとなり，地域包括ケアシステムにおいて歯科医院外で価値を生む歯科医師，歯科衛生士の姿を規定していくのではないでしょうか．「食べる力」に焦点を当ててみると，歯科医院における診療のみでは見落としてしまいがちな，新しい歯科医療領域の大きさや切実さを感じることができます．

036

第八章

歯科医療×テクノロジー

Dental technologies

今まさに進行している，
歯科医療とテクノロジーの融合が生み出す
新しい潮流を知ろう

歯科治療へのテクノロジーの浸透

　テクノロジーの進歩において，今ほど医療が注目を浴びている時代はありません．1995年，マイクロソフト社がWindows 95をリリースしてからインターネットが世界を変えてきました．2005年以降，スマートフォンなどのデバイスや，FacebookやTwitterなどのSNS（Social Networking Service）が技術革新を牽引してきました．そして2015年を起点に医療に関わる技術革新，つまりヘルステックが世界を変えようとしています（**図1**）．

　それを示すようにここ数年，世界中でヘルステックへの巨額の投資が行われています．日本においても数多くのヘルステックベンチャーが輩出され，大手企業による投資も行われています．日本の歯科医療領域にはベンチャー企業が少ないため実感は得難いのですが，実は歯科は特定の領域においてヘルステックの最先端にいます．

　それでは，今まさに進行している，歯科×テクノロジーの四つの潮流と，その影響についてみていきましょう．

歯科×テクノロジーの四つの潮流

　一つ目の潮流は，歯科診療の効率・管理性・質を高める歯科×テクノロジーです．近年のデンタルショーの華であるデジタルX線・CT，光学印象，CAD/CAM，3D

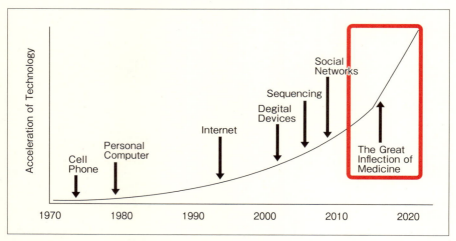

図1 医療によるテクノロジーの牽引について（Eric Topol.The Creative Destruction of medicine: how the digital revolution will create better health care.Basic Books, 2012. より）

プリンター，マイクロスコープなどがこれにあたります．例えば，心臓のような軟組織と比較して，歯牙のような硬組織の再生は 3D プリンターの医療への適用の初期に位置付けられています（図2）．今後短期間で，光学印象，CAD/CAM，3D プリンターの発達は歯科技工を大きく変えていきます．

具体的には歯科医院の診療室にあるデジタルデバイスと，歯科技工のプラットフォームが繋がることで，印象・模型製作・輸送・技工物の製作などにかかっていた人的労力が削減されます．人材不足が進行する日本において，テクノロジーが人手に取って代わる最たる領域なのかもしれません．この潮流を受け，今後日本において歯科技工は二つの方向に分かれていくと筆者は考えています．

一つは，インターネットを介して多くの歯科医院と繋がる歯科技工のプラットフォームとなる"歯科技工工場"です．そこでは，徹底的な効率を求めて配置されている複数台の CAD/CAM，3D プリンターによる歯科技工物の自動生産が行われ，生産ライン管理者，技工物の微調整を行うスタッフとして歯科技工士が活躍します．もう一つは，匠の技による審美補綴物・義歯などの製作です．いずれにせよ保険制度に依存した家内産業的な歯科技工のビジネスモデルは，一部の匠の技を残して崩壊します．

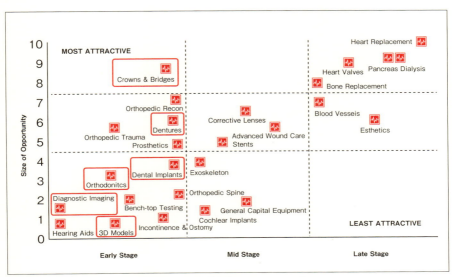

図2 3D プリンターの医療への適用において，歯科医療は early stage にある
(MedTech: 3D Printing – A Solution for Innovation. MORGAN STANLEY RESEARCH, 2013. より)

また，歯科技工工場は資本集約的であるため，数年前に問題視された海外への技工物発注問題は，輸送費などが足かせとなり消えていく可能性があります．その一方で，東南アジア諸国の経済成長，国内の労働力不足などと相まって，日本の歯科医療は海外技工に頼らざるを得ない環境になってきていることも否めません．中長期的にみて，国内技工と海外技工は共存していくと筆者は考えています．

二つ目の潮流は，歯科医院経営情報の管理性・活用性を高める歯科×テクノロジーです．こちらついては歯科界全体でというより，その活用メリットに気づいた先進的な歯科医院が取り込んでいく潮流といえます．

基本的に歯科医院はその規模・業態から「多様な事態に対応できる組織としての有機性を重視しながら，データに基づいたPDCAサイクルを回すこと」を目指すべきです．

そこにおいて，カルテコン・レセコン・アポコンなどから得られる歯科医院経営のローデータから，適切な改善に繋がる有用なデータが自動的に抽出されグラフ化されるのであれば，表面的なデータや個人の感覚に拠らず適切なPDCAサイクルを回しやすくなります．現在，歯科関連企業によるデータ抽出ソフトウェアの開発も進んできており，今後の発展に期待が高まります．

三つ目の潮流は，歯科医療産業全体の情報の流動性を高める歯科×テクノロジーです．日本の歯科医療市場は，その前時代的な産業構造や大手資本が動かない専門領域ということもあり，あらゆる情報の流動性が低く，さまざまな弊害を産んでいます．

例えば，筆者が経営するWHITE CROSSが提供している日常的な歯科医療ニュースやセミナーのライブ配信を始めとするサービスは，教育を中心とした情報の流動性を高めることによって日本全国の歯科医院にとっての教育インフラとなることで，日本歯科医療界から情報の砂漠地帯をなくそうとしています．

その一方で，Facebookを代表とするSNS上での歯科医療従事者の立ち居振る舞いには注意が必要です．SNSそのものは，歯科医療従事者の情報交換・研鑽において素晴らしい価値と可能性を有しています．しかしながら現実として，社会に開かれたオープンスペースに，患者の個人情報であるはずの口腔内写真やX線写真が日々投稿されています．これは他の診療科では考えられないことであり，今後社会的に問題視される可能性があります．

四つ目の潮流は，歯科医療情報の精度・信頼性・管理性・活用性を高める歯科×テクノロジーです．他の潮流と比べると遅れていますが，国家・国民に提供する歯科医療の価値に関わるため非常に大切なものです．

具体的には，歯周病検査データのデジタル化が挙げられます．2017年9月7日，アメリカ・カリフォルニア大学サンディエゴ校の研究チームが，革新的な歯周組織検査法についての論文を発表しました．その手法を用いると，全周的な歯周組織のデジタルデータを短時間で得ることが可能になります．

　シックケアとヘルスケアの両輪で国民の健康寿命を伸ばしていく社会システムへの転換が求められており，国家が口腔健康と全身健康との関連を認め，歯科健診と口腔ケアを推進することを明文化した現代社会において，歯科医療データのデジタル化と活用は大きな役割を果たします．

　術者がどれほど丁寧に検査を行っても，異なる術者間の主観的なアナログデータの集合体と，客観的なデジタルデータの集合体とではその精度・信頼性・管理性に差があります．それは，その活用の先にある国家・国民に対する歯科医療から提言する医療政策の質，ひいては医療制度への反映に差を生じさせます．また，厚生労働省が納得する形で，データを蓄積できるように初期設計・合意を得ることも大切です．

　医療データのデジタル化は，治療計画策定におけるAI導入にも繋がる可能性があります．AIは，エアコンの温度が上がればスイッチを入れ，下がれば切るといったレベル1「単純な制御プログラム」，将棋のプログラムや掃除ロボット，質問に答える人工知能などのレベル2「対応のパターンが非常に多いもの」，機械学習を取り入れ検索エンジンやビックデータ分析で活用されるレベル3「対応パターンを自動的に学習するもの」，そして知識や思考に必要な特徴量をみずから抽出するディープラーニング（深層学習）などのレベル4「対応パターンの学習に使う特徴量も自力で獲得するもの」に分類されます．

　現在はレベル4のディープラーニングがAIの中心的な役割を果たしています．中長期的には専門的な論文や書籍を皮切りに，人間にできる最善の領域を超えて学習した情報を，デジタル化された患者個人の医療データに重ねて，補助的に包括的な治療計画を提案してくるAIなどが生まれてくる可能性もあります．

医療におけるテクノロジーは希望

　政府は「経済財政運営と改革の基本方針2019」において，テクノロジーを含めた多面的な取り組みにより，2040年における医療・福祉分野の単位時間サービス提供量について5％以上向上，医師については7％以上向上させるという目標を明示しました．それに先駆けて，歯科医療界は今後，短期的に大きく変化していきます．その一方で，長年認識されていながら解決策が不足している課題が数多くあります．

第六章　歯科医療×テクノロジー

　歯科医療は，医療において重要な役割を担っています．産業として建設的に変化していくことは大切ですが，これまで先人達が作り上げてきた日本の歯科医療の現在のあり方を単純に否定して，新しい歯科医療のあり方を模索することは不可能です．

　医療におけるテクノロジーは希望です．歯科×テクノロジーが，歯科医療にも大きく影響を与え始めている今，温故知新を旨に，地域包括ケアシステムの時代にあるべき歯科医療の構築を目指してテクノロジーを活用するという姿勢が歯科医療界全体に求められています．

第七章

米国歯科医療のエコシステム

The ecosystems of US Dentistry

米国歯科医療の制度・市場・教育を概観し，
日本歯科医療への示唆を読み取ろう

歯科医療情報の流動化

　情報の流動性が低かった時代，欧米の断片的な情報が日本歯科医療に影響を与えました．具体的には「スウェーデンの歯科健診受診率は100%」，「米国のラバーダム使用率は100%」などの誤情報や，「米国において歯科医師はなりたい職業第1位」などの，正しくても扱い方次第では近視眼的な欧米至上主義に繋がる情報があります．

　前者については，インターネットを通じて海外の歯科医療情報に簡単にアクセスできるようなった現代，無力化し始めています．Google 翻訳に代表される機械翻訳 AI の専門領域におけるディープラーニングの進行に伴い，この流れは加速することでしょう．2019年7月時点で，インターネット上の日本語情報はわずか3.6%であることからも，そのインパクトの大きさが示唆されます．後者については，情報を体系化する必要があり，当分は人の介入が必要です．

　筆者はビジネススクール在学中に，米国の歯科医療現場・医療制度・教育制度・関連産業構造などについてのマーケットレポートを執筆しました．本章ではその一部を紹介しながら，日本歯科医療の発展性について描いていきます．

米国社会と医療

　国ごとの社会的背景は，医療制度に影響を与え，医療制度は医療の提供方式を規定します．

　超高齢社会の単民族国家である日本国と比較して，米国は4倍強の経済規模，3倍弱の人口，豊富な労働力人口を有する多民族国家です．合理的な資本主義が進んだ結果，凄まじい貧富の差が生じ，国民の上位20%が米国総資産の87%を所有し，下位50%が2.3%のみを所有しています．

　米国においても医療費は年々増加しており，2016年時点で約363兆円（以下，$1=¥110 とする）でした．同年の日本国民医療費が約41兆円であったことから，米国医療市場の巨大さがわかります．この異常な医療費は，高額な医療単価により支えられており，その背景には医療への市場原理の導入があります．

　市場原理に基づきエコノミクスを求める製薬会社，民間保険会社，医師・歯科医師などにとって米国医療は楽園であり，強烈なロビー活動によりその繁栄は維持されています．基礎研究・臨床研究においても巨大資本が循環し，世界の医療をリードする医療大国として，人類文明における最新の医療技術の発展，体系だっ

た英知の蓄積に寄与しています．また，所得の高さもあり優秀な人材が集まりやすく，医師・歯科医師などの医療職は高い人気を誇ります．

米国における医療保険の中心的な役割は民間保険が担っています．加入者は保険の種類や保険料によって，アクセスできる医療機関や受けられる医療と医療費に制限を受けることになります．一部の公的保険はありますが，基本的に自己責任が問われ，2017年時点で米国成人の11.3%が無保険者です．低所得層の無保険者にとって健康トラブルは自己破産あるいは死に直結しており，国民の大半にとって，高額な医療費は厳しい負担となっています．

米国歯科医療市場

歯科医療における無保険者は医科以上に多く，より明確に自己責任が問われる世界となっています．歯科医療費は基本的に高額ですが，日本の自費治療と比較すると大差はありません．民間の歯科医療保険も存在していますが，審美・矯正・インプラントなどへの民間保険は筆者のリサーチ段階では存在しませんでした．

2013年時点で米国歯科医療の市場規模は約13兆円で，日本国内の医薬品市場の約10兆円を上回る巨大市場です．歯科医師は約20万人存在し，基本的に高所得者層に属します（図1）．全米で約16.5万軒のクリニックがあります．米国では共同開業が多いというイメージがありますが，歯科医師1名のクリニックが，全体の約70%を占めています．

医科との共通の保険制度を持たず，歯科医療産業単体で高い収益性を有していることから，米国歯科医療は独立したエコシステムとして発展しています．

職　業					人　数	年収（万円）
歯科医師	GP	79.00%			158,747	1,693
	専門医	21.00%	歯内療法専門医	12.70%	5,359	2,497
			歯周病専門医	13.50%	5,697	2,079
			補綴専門医	8.60%	3,629	2,009
			矯正専門医	26.60%	11,225	2,288
			小児歯科専門医	15.70%	6,625	3,807
			口腔外科医	19.60%	8,271	2,288
			パブリックヘルス	3.30%	1,393	-
					200,946	
歯科衛生士					183,000+	802
歯科助手					303,200	384
歯科技工士					82,900	495

図1 米国における歯科医療従事者の人数と平均所得
（Independent Study, UCLA Anderson School of Management_Masahiro Akashi_2015）

米国の歯科医師教育

米国には65校の歯科大学が存在し，2011年，5,311名のGP教育過程の定員に対して，12,039件の出願がありました．複数校受験が当たり前とはいえ難関です．4年制大学において優秀な成績を修めた学生が受験することが多く，日本において耳にする「米国で歯科医師になるためには，一般社会人経験を要求される」というのは誤解であり，あくまでそういう受験者もいるということです．

通常の試験に加えて，クリニックでの職業見学経験が必要とされる大学もあり，入学前から本人の希望と実際の仕事間でのギャップが少ない状態でスタートを切ることになります．また面接も課され，受験者の人柄・倫理観・将来像などをさまざまな角度からみようとする質問が投げかけられます．

GP教育は基本的に4年制で，非常に厳しいことで知られています．一般的に前半2年で基礎講義および臨床実習を受け，後半2年で付属クリニックなどにおいて，徹底的な管理下で実際の患者への治療を通じて手技を身につけます．

卒業要件として，診療ごとに必要な症例数が規定されています．治療に当たる前にその症例，治療手順について徹底した予習を行い，教員からの口頭試問などを受け不合格の場合は治療を行うことができないなど，常に勉強し続けなければならないプレッシャーのなかで日々を過ごすことになります．

また，GP教育過程の学生は，専門医教育課程の学生に難易度の高い患者を紹介することで，専門医との連携に学生時代から慣れていくことになります．

専門医教育は，米国歯科医師会により歯内，歯周，補綴，矯正，小児，外科などの9つの専門性を中心に規定されています．専門医教育過程では，専門領域の診療に加えて，体系だった論文を基軸とした専門知の叩き込みが行われ，専門ごとに歯科医師会が規定する論文を中心に250〜1,000本を抄読することになります．その実は，スーパードクターの育成ではなく，専門医としての基礎を効率良く叩きこみ，専門医としてのスタート地点に立たせることにあります（**図2**）．

専門医になると治療の平均単価がGPの約3倍になることから，歯科医師としての学術的，経済的，ライフワークバランス的動機が満たされやすいといえます．

米国においても歯科医療提供の主体は開業医です．そこにおいても歯科大学同様に，GP・専門医間での分業体制が敷かれているかというとかなり曖昧です．専門医のコンセプトは浸透していますが，GPの診療領域についての法的規制がなく，大学や学会を中心としたCE（生涯）教育が盛んな米国において，比較的

その領域に集中しやすい専門を除けば、専門性とは社会が認める濃淡の問題となっています。

また歯科医師会・学会・歯科大学などの運営においては、マネジメントを学んだ歯科医師が数多く活躍しています。ハーバード大学やNYUなどは歯科医師とMBAを同時に取得するプログラムを提供しており、必要な人材を合理的かつ効率的に育成する米国歯科医療の特徴の一つです。

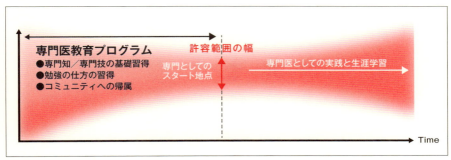

図2 専門医教育と人材のばらつきのイメージ

日本歯科医療への示唆

人材育成などに学ぶべき点はありますが、社会的背景の違いにより、日本歯科医療が米国歯科医療と同じ道を歩むことは不可能です。その一方で、日本歯科医療は"生きる力を支える医療の代表"として、医療のなかでその価値を高めていくことができます。それは、"皆医療保険制度に組み込まれている以上、国家・国民価値に立脚しなければ、歯科医療に面としての成長はない"という制約条件を逆手にとった成長戦略であり、独立したエコシステムをもつ米国歯科医療では不可能な発展性です。

先進国群において高齢化が深刻化し、口腔健康と全身との関連性が見出され始めている現代、日本は国家戦略として超高齢社会に対応した医療を輸出産業へと成長させようとしています。そこにおいて歯科医療の果たす役割は小さくありません。日本歯科医療は、人類価値の高い、世界に冠たる21世紀型歯科医療として発展していける可能性があります。

048

第八章

日本歯科医療への示唆①

The potential of a dual degree dentist

歯科医師×Xの可能性

日本歯科医療の成長戦略の「実行力」を担う人材として，
キャリアのマルチステージを実現したケースを見てみよう

歯科医師×X

本書を通じて，2025年が一つのキーワードになっています．2025年，団塊の世代が後期高齢者に達し，国民の3人に1人が65歳以上，5人に1人が75歳以上という超超高齢社会に突入します．その時代の医療・介護に対応するため地域包括ケアシステムが構築され，歯科医療もそのなかに組み込まれていきます．同年，中国が労働輸入国化し，近隣国家間での人材確保競争が激化します．それまでに約50万人超の外国人労働者が必要になると想定した政府は，「経済財政運営と改革の基本方針2018」，つまり2018年の国家戦略において，外国人労働者受け入れ拡大に向けた新たな在留資格の創設を盛り込みました．「移民政策とは異なる」と強調されてはいるものの，日本人のみで国家を維持していくことは難しいことが社会的に認知されるようになりました．

平均寿命・健康寿命も延伸します．ロンドン・ビジネス・スクール教授であるリンダ・グラットン女史は，ベストセラー『LIFE SHIFT 100年時代の人生戦略』（東洋経済新報社．2017）のなかで，人生が「教育」「仕事」「引退」の3ステージから，「教育」「仕事」を複数回繰り返し，その時々で，必要な教育を得ながら再度仕事を通じて社会に還元していくマルチステージへと変化していくことについて触れています（図1）．日本政府も人生100年時代を見据えた経済・社会システムの実現に向けて，内閣官房に人生100年時代構想推進室を設置しています．

本書では，急激に変化していく日本社会の維持・発展において，歯科医療だからこそ果たせる役割とそのための成長戦略について描いてきました．そのうえで，今後の歯科医療に必要なのは，未来への意思決定権をもつ年配層とこれからの時代を担う若手層との「協調」，そして成長戦略の「実行力」であると筆者は考えています．歯科医療が皆保険制度に組み込まれている日本国において，戦略の実行には歯科界の外との折衝が必要不可欠となります．そこにおいては歯科医療に加えて，経済，法律，公共政策などについての知識や経験，ネットワークが必要となります．

筆者は，日本歯科医療の成長戦略の「実行力」となる若手人材候補として，マルチステージの波を捉えた「歯科医師×X」の積極的な育成を提唱しています．本章ではこれをテーマに，「歯科医師×弁護士」である小畑　真先生と対談しました．

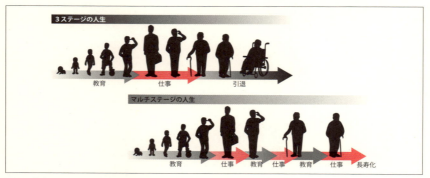

図1　人生は3ステージからマルチステージへ

Interview
with Makoto Obata

赤司：どうして弁護士になろうと思ったのですか？

小畑：歯科医師としての日々の臨床のなかで感じた疑問に向き合い，見出された社会の不足点を補う仕事をするために，ロースクールに進学しました．実は私自身，今でも自分を弁護士だとは思っていません．あくまで「×X」のところが弁護士であり，自分自身の軸足は歯科医師であると思っています．

赤司：ロースクール時代の経験はいかがでしたか？

小畑：赤司先生のビジネススクールもそうだと思いますが，ロースクールの場合，卒後あらゆる産業に関わっていくさまざまなバックグラウンドの同級生と一緒に学びます．その過程では，これまでみたことがなかった一般社会とネットワーキングをしながら見聞を深め，法律という共通言語をもつようになっていきます．理系から文系への転向に近いものがあったため，視野が非常に広がりました．

赤司：現在の活動についてお聞かせください．

小畑：まずは歯科医院をクライアントとした弁護士業務と，執筆・講演・教育活動を行っています．実は，日本歯科医療においては，法律からみた知の蓄積が不十分です．その一方で近年，インターネット上には正誤を問わない歯科医療情報があふれ，患者の権利意識は高まり，歯科医院運営リスクも高まってきています．そのため，歯科医院運営における法律の観点からの予防の重要性について啓蒙しています．起こりうるトラブルについて法的根拠をもって事前に知っておくことで，そもそもトラブルが起きない組織の構築・維持が可能となります．また，大学教育を通じても，これらを伝えていっています．

　もう一つの業務は，歯科医療業界のバックアップです．普段あまり意識しませんが，歯科医療には法制度や医療制度，教育制度などさまざまな制度が深く関わっています．しかしながら，"制度を作る側の人間は現場のことがわからない．逆に，現場の人間は制度を作る側のことがわからない"がゆえに，いつの時代にも制度と現場にずれが生じています．歯科医療が適切に成長するには，国と歯科医療現場との架け橋となる人材が必要です．法律の視点から歯科医療現場について知りたいという要請があり，少しずつではありますが，厚生労働省からもお声がけいただいたりしております．

第八章 日本歯科医療への示唆① 歯科医師×Xの可能性

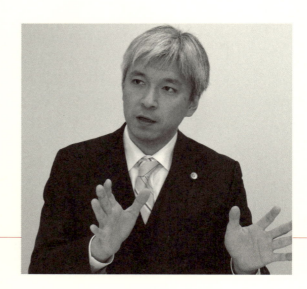

Makoto Obata

Profile

弁護士法人小畑法律事務所代表弁護士（東京弁護士会所属）．北海道大学歯学部卒業後，有床歯科診療所に勤務する傍ら，同大歯科麻酔科での研修・歯科薬理学教室での研究を積み，学位を取得するなどキャリアを重ねる．2000年代半ばに歯科医師の医科研修が社会的に取り上げられるなど，歯界の諸問題が注目された際に，歯科の現場に精通した法律家の必要性を感じ，同大法科大学院を経て弁護士となる．現在は15年の一般歯科臨床経験をもつ歯科業界に特化した弁護士として，ダブルライセンスを活かし，歯科業界の向上に寄与するために活躍している．

赤司：キャリアのマルチステージ化を体現されているように思いますが，いかがですか？

小畑：結果としてそうなっていますが，キャリアチェンジではありません．5年なり10年なりの歯科医師としての臨床経験が人生の基軸になっているからこそ，「×X」に弁護士を当てはめる価値があったように思います．少なくとも，今，われわれがしている仕事は，歯科医療に対する深い理解と愛情がなければできない仕事ですよね．これを加えたらこの業界が良くなるという思いがあっての，キャリアのマルチステージ化なのではないでしょうか．決して華やかさやかっこよさはありませんが，臨床経験を得た後に歯科医療業界のバックアップに回る歯科医師が，一定数必要だと感じています．

赤司：私は，国政，行政機関，歯科医師会や歯科医師連盟，学府などで先人達と協調して活躍できる若手人材が必要だと考えています．選択肢の一つに過ぎませんが，短期間での人材育成，わかりやすい登用理由，そして仕事上の武器となるネットワー

クを与えるために「×X」として適切な，ビジネススクール・ロースクール・パブリックポリシーなどのトップスクールに，臨床経験をもつ歯科医師を送りこむ仕組みがあってもよいのではないかと思います．例えば，歯科医師会などがリードしてもよいのかもしれません．

　私は仕事柄，日本において数多くの「医師×X」が，医科業界をドライブしている様とそのインパクトを目の当たりにしてきました．「医科がそうだから歯科も…」というロジックではなく，実感に基づきそういう人材の必要性を感じています．

小畑：確かに歯科においてそういう人がまだ，圧倒的に足りていないと感じています．足りていないし，現在の歯科医療界は，そういう人材を生むような環境ではないとも感じています．例えば日本公認会計士協会は，「国際会計人養成奨学金」という枠組みの留学支援制度をもっているわけですね．しかしながら歯科医師がロースクールに行くという選択肢をとりたくても，最低限の生活がままならないというのもあるわけです．歯科医師会などの業界団体や大学が，籍を置いたまま行かせてくれる仕組みがあればよいですね．

日本歯科医療への示唆

　国家・国民，そして歯科医療従事者自身のためにも，歯科医療の成長戦略の「実行力」を担う若手人材の積極的な育成が必要です．そういった人材の候補としての「歯科医療×X」に本書では焦点を当てました．無論，プロパーで「実行力」を担う人材を育ててきた先人達のあり方は尊重するべきです．未来への意思決定権をもつ年配層とこれからの時代を担う若手層との協調のなかで，歯科医療の社会的価値向上に向けた成長戦略が実行されていくことを切に願います．

054

第九章

日本歯科医療への示唆②

Continuing dental education

歯科医師の研鑽のこれから

歯科医療の成長次第で，
既存領域も含めてこれまで以上に生涯教育が必要とされる
時代になることを知っておこう

歯科医師の研鑽のこれから

今回は，新領域の歯科医療と引き継いでいくべき歯科医療が混在するこれからの時代における「歯科医師の研鑽」をテーマに，5D Japan ファウンダーの船登彰芳先生と対談しました．

Interview
with Akiyoshi Funato

船登：まず若い先生に伝えたいのは，さまざまな歯科医療情報に簡単にアクセスできる時代だからこそ情報の取捨選択をし，リアルの研鑽の場に身を置いてほしいということです．

赤司：同感です．私は歯科医師向けウェブメディアを運営していますが，インターネット上の記事や動画だけで歯科医師としての研鑽ができるはずもなく，それらをきっかけに歯科医院の外に出て歯科医師のコミュニティに属して切磋琢磨することが大切だと考えています．この共通見解を前提に，CE教育について先生のご意見をお聞かせください．

船登：現代の歯科医療では，知識をもって論理構築し，手作業で精密な治療を行うことが求められます．それにもかかわらず，Undergraduate教育では，国家試験対策に重点が置かれ，論理構築力や，歯科医師としての手が育てられていないのが現状です．齲蝕・欠損が減少し，治療の量から質へのパラダイムシフトが起こるこれからの時代において，高度なCE（生涯）教育は若手歯科医師にとってますます必要不可欠なものになると思っています．CE教育といってもさまざまあります．余力があるならPostgraduate（大学院）に残り，研究を通じて論理構築力を，あるいは海外のレジデントプログラムなどに留学し短期間で知識と論理構築力を身につけてくるのもよいかと思います．しかしながら，働きながら国内で研鑽していくとなると，学会やスタディグループ（以下，SG）がその受け皿になります．

　学会は，歯科医療の発展のための提言ができるため必要不可欠です．また，一つの分野についてさまざまなものがみられる多様性も，学会の素晴らしさです．その一方で，多様であるがゆえに，個々の手を育てることが本当にできているかというと疑

問です.海外の学会も同様ですが,専門医のためのポイント獲得のために何かに参加しなければいけないという教育の形骸化もみられます.

それに対して,SGの多くは,今もなお Drill and Fill をメインとしたものでありますが,しかしながらその進歩は著しいものがあり,ハンズオンコースを通じて,歯科医師の手を育てることにその存在意義があります.近い距離感で,若い先生の症例や手技に客観的な評価やアドバイスを与えながら教えていく.その過程で若い先生は,自分自身が向き合っている症例について,一つひとつの治療の背景までを突き詰めていくことで成長します.

どのSGにも一つの売りというか"フィロソフィー"があり,そこに人がついてきます.ただそれゆえに,SGの悪い点として,どうしても「治療はこうあるべきだ」的な押し売りになりがちです.そういう意味では,多様性にはとぼしいですね.

学会とSGは,それぞれに交差しながら,互いが対応できない弱みを埋め合っており,ともにCE教育における重要な役割を担っています.また学会・SG問わず,教える側の歯科医師にお願いしたいのは,綺麗な言葉と成功症例ばかりを見せるのではなく,失敗や反省も含めて歯科医療の現実を,次世代のために伝えていってほしいということです.

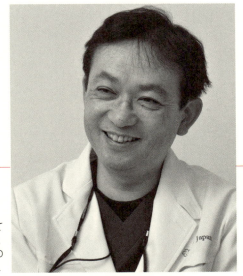

Akiyoshi Funato

Profile

広島大学歯学部卒業.1991年に石川県にて開業.2008年に石川知弘先生,北島 一先生,福西一浩先生,南 昌宏先生らとともに5-D Japanを設立し,日本のCE教育を牽引する.

赤司：近年，SG 間の垣根が下がってきているように感じますか？

船登：たしかに，一昔前のような排他性はなくなりました．同時に SG のカリスマ性もなくなってきていますが，私はこれについてはなくなってよいと考えています．

SG それぞれにフィロソフィーがあります．若い先生には，いろいろな SG を渡り歩いて勉強していただきたいです．しかしながら，最後はどこかに籍を置きなさいと伝えています．そうしないと中途半端になる．さまざまなフィロソフィーのなかで，自分が共鳴するものに触れたとき，歯科医師として目指すべき姿を強く意識し始めます．そこから，熱の重なる努力が始まり，飛躍的な成長に繋がります．

もう一つ知っておいていただきたいのは，どこかの SG に籍を置くと，そのフィロソフィーから強い影響を受けることになりますが，それは個人のフィロソフィーにとっては理論武装など外殻レベルの話だということです．本当のコアになるのは，親というか個人の育ちと成長ですね．私自身反発していたけど，やはり教育者であった親父の人としてのあり方が好きで，その影響を歯科医師としての自分は受け継いでいたと，この歳になると痛感しています．CE 教育もさることながら，他分野の勉強も怠らず人間性を高め，バランスのよい歯科医師へと成長し，嘘がないコア（本当に自分が大切にしているもの）を自己表現してこそ，個々の特色のある歯科医療が達成できます．

赤司：齲蝕を中心とした歯科治療の対象患者数は減少していきます．これからの時代，SG は何を伝えていくべきでしょうか．

船登：歯科医師が最も考えなければならないのは，患者にとっての歯科医療の価値です．私の得意分野が，歯周・インプラント治療であるため，以前は“切った，貼った”が好きだった時期がありました．一時期は必要なことかもしれませんが，今はこのように考えています．歯科衛生士とともにできるだけ，外科の介入をなくすようにしながら，どうしても介入しなければならないときには，患者に治療方針を説明し，治療を実践すると．生涯お付き合いする（メインテナンスに来てもらう）患者に提供するチーム医療の入り口や介入が必要なタイミングで，研ぎ澄まされた歯科治療が提供されるべきです．そこにおいて，SG が教える歯科医療が必要となりますし，そういう視座に立った歯科医療を伝えようとしています．

赤司：かかりつけ歯科医機能強化型歯科診療所などにより今後歯科医院の中規模化が進むことの CE 教育への影響についてはどのようにお考えでしょうか．

船登：勤務医を育てる意識のある開業医の観点からみると，か強診など今の保険制度のシフトは悪いものではありません．数名の歯科医師が働く歯科医院で，勤務医が育つ環境を作り上げていこうとすると，良質な治療の提供を心掛けていても，はじ

めからすべてを自費診療にできるわけではなく，現実問題として保険治療が必要になります．そういう歯科医院にはより患者が集まるため，院長には歯科治療の価値を見出した患者が集まる循環が生まれ，先ほどの話でいうところの，研ぎ澄まされた歯科治療の提供が求められます．そうすると，経営感覚をもつ歯科医師であればあるほど，CE 教育が必要となります．

赤司：医科歯科連携が叫ばれるなか，医科が求める歯科医療と歯科が考える歯科医療は別物であると感じています．言い換えるなら，医科が求めているのは，例えば「歯周病の全身への影響を何とかしてほしい．食べられるようにしてほしい」というもので，これまで SG が追求してきた歯科医療とは別物です．この点についてはどうお考えですか？

船登：歯科医療の変革のなかでの需要と供給の問題だと考えます．その面では医科が求める歯科医療に特化した学会・SG が出てくるべきだと思います．

　ただ，医科歯科連携は，基本的にすべてが保険で成り立っている医科に合わせて，保険で提供されるものになるでしょう．医科は，歯科治療の保険点数がいかに低いかということを知りません．そこにある程度の対等性が得られない限り，つまり医療全体でそこを是正しない限り，難しさがあるように思います．また従来の歯科治療において質の担保のために自費診療があることを，歯科から医科にいっそうアピールする必要もあります．真の医科歯科連携を構築するためには，歯科も医科との対等性に見合うレベルの人材を輩出できるように努力するべきです．医学部と歯学部でこれだけ偏差値が違う今，難しいことはわかっていますが，そういう諸々が整ったうえで，本当の医科歯科連携が国の枠組みのなかでできるようになるのではないでしょうか．

　その結果として，新領域の歯科医療が価値を生み始めるなかで，既存の歯科医療の価値を国民が再度見出し，歯科医院を通して国民の健康に貢献でき，歯科医療のさらなるレベルアップの時期に入り，日本における歯科の重要性の理解と繋がり，歯科医師のステータスの向上へと繋がるのではないかと思います．

日本歯科医療への示唆

　社会が求める歯科医療に対応した新しい学会・SG などが生まれる可能性がある一方で，既存の学会・SG がなくなることはありません．歯科医療の成長次第で，むしろこれまで以上に，既存領域も含めて CE 教育が求められる時代になるのではないでしょうか．その先に，歯科医療の社会的価値の向上があることを切に願います．

060

第十章

日本歯科医療への示唆③

The value of the Japanese Dental Association
and Japanese Dental Federation

歯科医師会と歯科医師連盟の真価

歯科医療の社会的価値の向上に繋がる
職能団体の可能性を感じてみよう

歯科医師会・歯科医師連盟の重要性

　急激に変化していく日本社会の維持・発展において，歯科医療だからこそ果たせる役割とそのための成長戦略について，これまで描いてきました．歯科医療が皆保険制度に組み込まれている日本において，歯科医療の発展，そして国家・国民に提供する歯科医療の社会的価値向上を図るには，歯科医療に関する事項が政策に盛り込まれ，政治にて採択される必要があります．したがって，歯科医療界の代表として，医療政策を策定する厚生労働省と折衝する日本歯科医師会（以下，歯科医師会），ロビー活動を通じて政治面を担う日本歯科医師連盟（以下，連盟）の重要性は高く，多くの歯科医師がその恩恵を受けています．筆者は，この2年ほどで歯科医療に対する風向きが変わり，社会からの期待がかつてないほどに高まってきていると感じています．2015年の日歯連迂回献金事件の後に連盟会長となり，その信頼回復に尽力してきた高橋英登先生．そして2016年，労働安全衛生法の附帯決議に労働者の口腔健康を守るための一文を挿入させ，健康経営における歯科医療のプレゼンスを高めさせてきた千葉県歯科医師会会長の砂川　稔先生．現在の歯科医療への追い風を引き込んで来た両先生と，「歯科医師会と歯科医師連盟の真価」をテーマに対談しました．

Interview with
Hideto Takahashi & Minoru Sunakawa

赤司：私の仕事柄，歯科医師会・連盟における若手会員数の伸び悩みについて相談されることがあり，私自身も答えを探しています．その原因はどこにあるとお考えでしょうか？

高橋：歯科医師会・連盟の存在意義・役割を伝えきれていないのだと思います．また，これは歯科の悪いところですが，すべてとはいいませんが，業界団体の役員などが，能力やビジョンではなく学閥で選ばれる面があります．同じ歯科医師でも"蚊帳の外"にあることが伝わりづらさを助長しているので，改善が必要です．

砂川：日本歯科医療のあり方を考えると，大学教育で歯科医師会・連盟について伝える機会があればと願いますが，現状それはありません．社会に出てからとなるとなかなか全員に伝えることが困難ということもあります．

赤司：歯科医師会と連盟の活動についてお聞かせください．

砂川：歯科医師会は公益社団法人ですので，役人との折衝はしますが，政治活動はできません．そこを担っているのが連盟です．医療を変えるためには，役人が提案して政治家が決裁する必要があります．つまり，歯科医師会と連盟の両輪がバランス良く回らなければ何も動かないわけです．

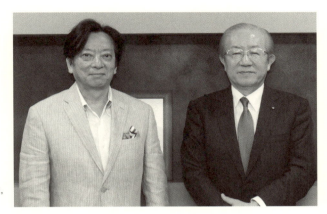

左から,砂川　稔先生,
髙橋英登先生

髙橋：今の立場になってわかったことですが，日本の医療は結局，政治で決まります．政治家に理解してもらえないと法案もできないし，予算も回ってきません．ロビー活動というと日本ではあまり良いイメージではないかもしれませんが，連盟のロビー活動は国家・国民レベルで大切です．「どうにかして歯科医療の立場から世界に誇れる皆保険を維持しつつ，国民から評価されたい．国民に歯医者さんありがとうと言われたい」という思いに基づいた活動なのです．

赤司：近年，歯科医療への追い風を感じますが，その背景をお聞かせください．

髙橋：確かに，歯科においてルネッサンスが起こっています．2017年の骨太骨子，つまり国家戦略のなかに，歯科に関する文言が載りました．このようなことは過去にはありませんでした．その結果，2018年の診療報酬改定において歯科は医科・調薬と比べて優遇されたわけです．これは歯科医療への理解がある山田　宏参院議員の功績です．実は，日歯連迂回献金事件直後の2016年の参議院選挙において，連盟は社会的信頼の回復のために組織代表を立てないという結論を出しました．そうこうしていると総理官邸から連絡があり，組織代表を出さないなら山田議員を推してくれという話になったわけです．国会議員の選挙ともなると年単位での準備と億単位の選挙資金が必要ですが，山田議員の選挙期間は3カ月しかありませんでした．しかも歯科医師の大半は「山田　宏」という名前も知らないわけです．しかしながら，そこからが連盟の力の見せ所でした．1円もかけずに組織票を集め，見事当選に繋げました．

　無論，誰でも良かったわけではありません．山田議員は歯科医師ではありませんが，歯科医療への造詣の深い優秀な政治家です．東京都杉並区長時代には，成人歯科健診事業においてクリーニング付き歯科健診を導入し，受診率を6％から15％まで

高めたり，口腔清掃により小学校でのインフルエンザ罹患率を下げたりと，口腔と全身健康との繋がりを全国に知らしめる功績を残しています．

私は，この件を通じて，政治家が理解してくれることでこんなにもダイナミックに歯科医療が変わっていくのかということを実感しました．これだけではありません．杉並区のクリーニング付き歯科健診は1万人以上が受診しており，10億円以上の医療費削減に繋がっている可能性も示唆されています．山田議員はそのあたりを理解していますから，今度は歯の健康増進による医療費の削減と特定健診への歯科健診の導入を安倍総理に提言して，厚生労働省予算を4億円程度確保し，クリーニング付き歯科健診の効果のナショナルデータを取るためのパイロットスタディを始めようとしています．

この取り組みの先には，全国民がクリーニング付き歯科健診を受けに歯科医院に来院することで，人々は健康になり，総医療費は抑制され，歯科医療も潤うという三方よしのビジョンがあります．日本では労働世代を中心に約6,500万人が歯科健診空白地帯にいます．そのなかには歯科治療が必要な方も数多くいらっしゃることを考えると，クリーニング付き国民皆歯科健診のインパクトの大きさは推して知るべしです．

砂川：私は，2016年の労働安全衛生法の附帯決議に労働者の口腔健康を守るための一文を挿入しました．それから2年が経ち，人々の健康を守るための歯科健診について，保険者向けにインセンティブがつくようになりました．これにより，口腔と全身健康の繋がりを国民に知ってもらえるきっかけが増えました．やはり制度に組み込まれることは大切です．

また，現在も県の歯科医師会会長としてさまざまな審議会に出席して，千葉大学やがんセンターの病院長などとともに会議を重ねています．そこで新たに緩和ケア病棟を作ろうという話になりました．放射線治療や抗がん剤治療が始まると，必ず口腔内に潰瘍や口内炎ができます．その際の口腔ケアや，食事用のシーネを作って患者が自分の口で食べられるようにする役割を歯科として担うのです．実は入院患者の3割は栄養不良といわれるなかで，医療において患者が経口摂食できることの価値は非常に高いのです．最先端を行く医師に，歯科医療の大切さを理解してもらえることは非常に大切であり，草の根的ではありますが，歯科医療への追い風に繋がっていると感じています．

赤司：今後，この追い風をどのように活かしていきますか？

高橋：医科歯科間の診療報酬の不公平を解消していきたいです．また，口腔と全身健康の関連性について，厚生労働省が納得する形でデータ蓄積できるようにしていき

たいと考えています．そのためにも歯科医師会・日本歯科医学会・そして連盟の3団体がバランスよくコラボレートできる関係性を構築したいと考えています．

赤司：最後に，若手歯科医師へのメッセージをいただけますか？

高橋：歯科医療はこれからまさに花開こうとしています．歯科医療の明るい未来に向けて，歯科医師会・連盟が適切に活動できるように組織力を高めていく必要があります．われわれの活動を理解していただき，ぜひ仲間になっていただきたいと願います．

砂川：歯科医師会・連盟が，歯科外と折衝して適切な仕組みを作ることは大切です．ただそれ以上に大切なのは，実際に人が動くフローを作ることです．そのフローを作るのは会員の意識，それにつきます．歯科を面白くするのは若い先生方ご自身です．歯科医療の未来を信じて，われわれの活動にご参加ください．

日本歯科医療への示唆

　若手歯科医師にとっては遠い世界のように感じられることもある歯科医師会・連盟の活動．それは歯科医療従事者のためだけではなく，歯科医療の発展のため，そして国家・国民のためである．今回の対談を通じて，それらの組織のリーダーが，如何に真摯に歯科医療の社会的価値向上に向けて活動し，実際の成果を上げているかが見出された．歯科医療の成長戦略の実行に向けて，歯科医師会・連盟への入会促進，組織増強推進が進むことを切に願う．

066

第十一章

日本歯科医療への示唆④

歯科医療がもつべきプリンシプル

Principles for Dentistry

歯科医療の本来の目的や価値を再確認し，
患者の健康と尊厳に貢献する医療人として日々の臨床に向き合おう

編集協力：WHITE CROSS　編集部 田代裕一

幡野紘樹先生は，新潟大学医学部保健学科を卒業後，臨床検査技師として大学院に進み，研究職につきました（図1）．エビデンスを作る側から，エビデンスを活用する側への転身を模索し，東京医科歯科大学歯学部に編入し，現在は静岡県にて開業しています．本章では幡野先生に「歯科医療がもつべきプリンシプル」についてうかがいます．

研究職からの転職

新潟大学卒業後，神経内科学を専攻して分子生物学の分野でテクニシャンとして働いていました．

その後，研究者として製薬会社に進むことも考えましたが，ドクター職ではない自分がどれだけ研究を重ねても，その研究がどう患者さんに活かされるのかを見ることができないことに疑問を感じていました．そうなると臨床まで見ることができる医師免許ライセンスが必要だなと思い，医学部か歯学部への道を考え始めました．

当時は医学部と歯学部の差が良い意味であまりわからず，どちらも良い仕事だと思っていたので，医学部の選考が進んでいましたが，先に歯学部に合格したこともあり東京医科歯科大学へ編入学しました．

歯学部へ編入をして思ったこと

私は編入してすぐ，歯科医師がこれまでイメージしていた医師像とは違うことに気づきました．コメディカル分野にいたときに勝手な医師像を作り上げていたということもありますが，思っていたよりも歯科医師のベクトルが患者ではなく歯科医師自身に向いているように見えました．どう稼ぐとか，自分のスキルをいかにアピールするかというような業界だということを初めて知りました．

前の仕事で思い描いていた夢物語がそこにはなかったのです．もちろん医学部でも同じだったかもしれませんが，もうすこし患者さんのことを考える職業であってほしかったかなと思います．

掲げた目標

臨床検査技師は生体についてデータ化する仕事なので，歯学部に入って，思った以上に数字のデータがないまま治療をしていることに驚きました．穴があるから何で詰めようか，歯がないからどう補おうか．齲蝕，歯周病という生物学的因子における問題に対して，化学と物理主体で解決しようとする印象を感じました．

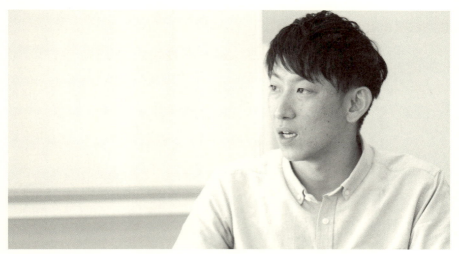

図1 幡野紘樹先生

　私自身が歯科恐怖症ですし，そもそも歯を削られたくないという人間は多いと思います．そういった意味でも，いかに「歯科医師に触られなくてもよい医療」を提供できるかを必死に考えました．その結果，「きちんとしたデータに基づいた治療をすること」，「コメディカルの分野が魅力をもてる分野にすること」，そして「予防」の三つに取り組みたいという目標を，編入後すぐに掲げました．昨今は Evidence Based Dentistry が叫ばれ，私ももちろんその重要性を認識しています．一方で，医療従事者は最終的には人間性が問われると思います．一つのエビデンスの解釈も千差万別で，最後は使い手の人間性が問われます．そういった意味では，歯科医師としてどの師に出会うかによって，その後の歯科医師人生が大きく決まるといっても過言ではないかと思います．

　若い世代の歯科医師を指導する歯科医師には，「次世代のために」という純粋な想いが必要なのだと，恩師から育てられながら感じました．マンパワーや売上のためではなく，また，技術や学術を指導することも大切ですが，それ以上に真の意味で若い世代に「歯科医師」とは何か，「歯科医療」とは何かを考えさせる卒後教育が大切なのだと感じます．それは，自らがそのようなありがたい恩恵を受け続けたから感じるのだと思います．そして，自分自身も次の世代に同様にバトンを受け継ぎたいと思っています．

歯科医療の価値

歯科医療の価値について考え出すと，価値とは自費率や高度な治療など，お金のことを想像すると思います．

しかし，価値を決めるのはわれわれ歯科医療者側ではなく国民です．その国民が歯科医療に対して高い価値を見出しているかというと，総務省の調べでは国民が年間に歯科に費やす費用は約1万9千円で，国内旅行や携帯電話の料金，美容にかける費用よりも圧倒的に少ないことがわかっています．

本来の歯科医療の目的や価値は治療の価値ではなく，どれだけ患者を「健康」にできるかだと思います．そこに対してこれまでの歯科医療では応えることができていなかった．だから国民の口腔に対する優先度が低くなってしまった．

残念ながら，どんなご高名な先生でも，教授でも，研修医でも，皆がその範囲のなかで，歯科医師人生40年から50年程度をかけて生業としているのが現実ではないでしょうか．

本当はもっと価値のある仕事であることを，自らが伝えることを放棄してきてしまったしわ寄せが，今の歯科医療のあり方に影響しています．

歯学部の特殊性

臨床検査技師時代には"顎顔面"とか"補綴"などの，歯科の漢字は難しいと感じていましたし，読めませんでした．もちろん補綴治療は医科でも行われますが，保健学科という分野では習うことはありませんでしたし，補綴とは何のことを指しているのかを知りませんでした．

医科領域で"補綴"という言葉を聞き慣れていない理由は，そもそも補綴治療を受ける患者が多くないからです．

義眼や義腕，義足の方は街中でもあまりお見かけしません．医科の世界では最高の義眼を作った人が名医とは言われないのですが，歯科ではそれが逆転していると感じました．

予防歯科への関心

前述した通り，私自身が歯科恐怖症です．歯科医師になってから補綴治療も受けましたが，シャツが汗だくになるほど緊張しました．

自分の体で考えたときに，私自身は入れ歯やインプラントを入れたくないですし，コ

図2 幡野先生とマグロを食べた時の御亡母様

ンポジットレジン修復の一つですら治療は受けたくありません. それなら国民はなおさらそう思っているのではないでしょうか?

マクロ視点でも増え続ける医療費の割に, 平成 28 年度歯科疾患実態調査によると, 80 歳で残存歯が 12.9 本という現状です. それでもまだ, これまでの歯科医療を続けるのか. 私は, 対処療法主体の現行の医療モデルから予防医療を基盤としたモデルに, 早期に切り替える必要があると感じています.

特に歯科は医科よりも予防がしやすいですし, 組織も小さいので動きやすいはずです. だからこそまず, 歯科が先陣を切って予防医療モデルを構築する前向きなチャレンジがあっても良いような気がするのです.

診療室モデル

多くの情報から, 既存の Drill and Fill の歯科治療のみでは歯科医療が衰退産業であることは明白です. 衰退産業が取る道は二つしかなく, 薄利多売の Commodity Business か, 高い価値を求める Experience Business です. その間にはマーケットがないことは, どの分野でも同じです.

しかし医療という観点で見ると, 私たちの仕事は大量生産モデルで良いのかという疑問をもちます. 昨今はインプラント治療でも治療費が 10 万円を切るようなケースがあるようですし, 手軽な審美歯科やリップマッサージなど, 産業の断末魔かのような様子は拭い去れません. 逆にそういった事象が国民の歯科医療に対する価値を下げているのではないでしょうか.

もちろん, 多くの患者を短時間で診なければ成り立たない保険制度そのものに問題があります. だからこそ私の診療室では, Commodity Business = Disease Business ではなく Experience Business = Health Business を作りたいと日々奮闘しています. 市民がもつ既存の価値観を変えなければなりませんので, 毎日困難と向き合っているのが現状ですが, 同じような医院構築を成し遂げられた諸先輩方に励まされながら頑張っています.

全員主役の医療

多くの歯科医師がチーム医療の大切さを口にしますが, 実際にそれを実行できている医院は多くないのではないでしょうか. 歯科疾患をコントロールするうえで, 歯科衛生士の役割は非常に大きいものです.

歯科衛生士は有病者だけではなく健常者のメインテナンスも担います. そのなかで

疾患を有した患者は歯科医師が治療をします．GPが担うことができない難症例のみ専門医が担当します．この過程でもちろん，メインテナンスで健康が維持されていると患者はより質の高い治療を希望します．そうして得られた質の高い治療が，また歯科衛生士によって維持されるのです．

　つまり，歯科医師がやるべきことは，歯科衛生士がメインテナンスをしやすい環境を作り出すことが大切だと思っています．

尊厳に関わる仕事

　ある先達にいただいた言葉が印象的でした．

　「私たちは患者の生死に関わることは稀だが，患者がどう生きていくのか，人の尊厳に関わる仕事をしている」．

　私の母は，くも膜下出血を三度経験しました．一回目は私が大学受験のとき．ピンピンして退院しました．二回目は臨床検査技師の国家試験の3カ月前．このときは後遺症が残りましたが，生還しました．かろうじて経口摂取ができましたが，リスク回避のため胃瘻をしていました．看護師が食事の時間にチューブから液体を注入します．歯が残っていたことと，嚥下はできることから，月一回の一時帰宅のときに母の好きなマグロの刺身を買って食べさせました．呂律はまわりませんが，「おいひい，おいひい」と喜んでくれ，これが生きてるってことだよと言っていました（図2）．

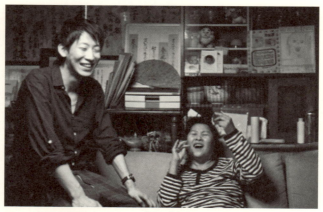

図2　幡野先生とマグロを食べたときの御亡母様

しかし，その帰り道に三回目のくも膜下出血を経験しました．その日食べたマグロの刺身は，母にとって最後の晩餐になったわけです．

私たちの医療は確かに生死に関わることは稀です．しかし，その人の最後の晩餐に何を食べさせてあげられるのか．その人の最後の1週間，最後の1年，最後の10年にどう食べ，話し，笑う生活を送らせてあげられるのか．まさに，歯科医療は「ヒトの生きる尊厳」に関わる仕事です．

私たちがいま診ているその一つの齲蝕治療が，一つのスケーリングが，歯科衛生士が与える一言が，目の前の患者の生きる尊厳に繋がります．「医療」ってそういうことじゃないでしょうか．

この業界に入ってきたのであれば，少なくともどこかに医療者としての心構えを持っているはずです．本当は医学部を目指していた人もいると思います．でも臨床検査技師だった私には「医者と歯医者の違い」がわからなかった．なぜなら，どちらも同じくらい素晴らしい仕事をする「医者」だと思ったからです．

現実問題として，日本の歯科界で信念を貫くことが難しい側面は少なからずあります．しかし，私が「医者」であることを深く意識することができるのは，そこの軸がぶれてはならないと指導し続けてくださった恩師や諸先輩方と，そんな未熟な私を文句も言わずに支えてくれた家族のおかげです．そして，私を信頼して来院していただく患者さんたちのおかげで今の私があります．歯科医師とはいえども，われわれ自身も地域の住人であることを忘れてはならず，高姿勢でもなく，低姿勢でもなく，「正姿勢」でこれからも日々の診療に向き合っていきたいと思います．

_074_

第十二章

日本歯科医療への示唆⑤

科学としての歯科医療

Dentistry as a Science

深い知識と感性，倫理観を兼ね備えた，
科学に謙虚・真摯な医療人であることの大切さを感じ取ろう

平塚智裕先生は，昭和大学歯学部を卒業後，東京医科歯科大学大学院の高齢者歯科学分野にて補綴学を中心に研鑽を重ねました（図1）．その後，ブローネマルク・オッセオインテグレイション・センター（東京都千代田区）において小宮山彌太郎先生に師事しました．現在は日本のインプラント治療を黎明期から牽引してきた諸先達が集まり，インプラント療法の原理原則をもとに研鑽を続けるスタディグループ「Club22」の新執行部の一員として，温故知新で引き継いでいくべき歯科医療について考え，後続の育成に尽力しています．本章では平塚先生に「科学としての歯科医療」についてうかがいます．

歯科大学卒業後の進路

 大学を卒業して歯科医療を行うにあたり，多くの方が大学で受けた教育と実際の臨床の違いに戸惑いを感じているかもしれません．今日の大学教育の範囲内だけでは実際の臨床に太刀打ちできないため，どこかで修行をしなければなりません．

 卒後，臨床家や研究者などさまざまな道があるなかで，私は臨床家の道を選びました．東京医科歯科大学では，希望する指導医に師事することができ，歯科医療に必要な補綴学の概念と勉強の仕方，そして何より医療従事者としての心構えを学びました．当時は，目の前の課題を一つひとつクリアするだけで精一杯でしたが，その積み

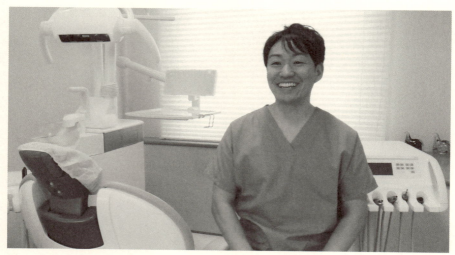

図1　平塚智裕先生

上げが臨床に活かされたと感じたとき，歯科医療への志にさらに磨きがかかりました．

最初の進路がその後の歯科医師人生を大きく左右すると言われていますが，今日に至るまで身に染みています．思えば，歯科大学卒業時には考えられなかった道を歩んできました．多くの人との出会いの連続によって，今の自分があると思っています．将来についていくら想像しても，良くも悪くもその通りにはいきません．現在に至るまで，さまざまな方に助言をいただき，影響を受けて，成長させていただきました．この出会いを大切にして，医療を通じて少しでも社会に貢献していくことができればと思っています．

医療の役割の変化

日本は類を見ない超高齢社会に突入しており，健康寿命という概念も加わって，医療の目的や介入の仕方を変えなければならない時期にきています．

医療技術の発展により，以前は難治性とされていた急性疾患に対しても，症状の抑制や治癒が可能となりました．その一方で，複雑な病因をもつ慢性疾患が増えてきており，生活習慣などを考慮した医療の介入が必要になってきました．

また，国により社会情勢は異なり，それによる各国の社会保障制度の違いも医療に影響を与えます．世界中が制度のあり方に四苦八苦していますが，私たち医療人は，目の前の患者の人生を考えた医療行為を行う姿勢が求められます．

歯科医療の役割の変化

歯科医療においても，先達の研究や経験により多種多様な治療法が開発されて，さまざまな疾患に対処できるようになりました．補綴修復処置により回復した口腔機能や審美性は，元の天然歯と遜色のないものや，それ以上のものにまで作り上げることができるようになりました．しかし，天然歯質が一度失われてしまうと，元には戻らないのが現状です．

長期に経過した症例が報告されるようになり，今までの Drill and Fill のスタイルのみでは欠損歯列の拡大を止めることができずに，将来さらなる大きな治療へと繋がっていくこともわかってきました．再生能力にとぼしい天然歯を扱う歯科医療においては，疾病を予防する概念が現在注目されています．

このように，当時はエビデンスに基づき最善とされたことでも，その後に覆されることが多々あります．変わりゆく時代のなかで，その時点で得た知識に止まることなく，物事の本質を追求する姿勢が求められます．

科学としての歯科医療

　医療は科学です．科学とは，問題を発見し，仮説を立てて，データを収集し，結果を分析した後に結論を出すことです．しかしその結論は，実験や過去のデータのみで導き出されるものではありません．どの仮説を重視するか，結論をどう活かしたいのかなど，研究者の主観に少なからず左右されてしまいます．

　科学は論理的に進行して結論に至りますが，論理というものはスタート地点が大切で，そこが間違っていると，結論は間違った方向に繋がります．つまり，術者の最初の考え方が間違っていると，間違った治療結果に結びつくということです．例えば，時間軸における目標をどこに設定するかによって治療の選択と結果は大きく異なってきます．

　長寿社会である現代では，治療の予後を長期的に予測する必要があります．そのためには，疾患の原因を深く探り，その疾患が起こった結果，結論として長期予後がどうなるのかを見極めることが求められますので，病因の仮説の選定がとても大切になります．深い知識をもち，それを生かせる感性と倫理観を兼ね備えた術者こそがこれを可能にします．

　哲学をはじめとして，医学，経済学，経営学，自然科学，宗教学など，人間社会には数多くの学問がありますが，すべてを解明できた学問は未だありません．それほど人間が複雑だからです．

　歯科医療における対象も，感情をもった人間です．機械ですと，部品の交換や買い換えで済むのかもしれませんが，人間ではそうはいきません．患者ごとに全く異なった性質をもっており，治療に際しては，患者の年齢や全身疾患，経済性，社会環境，希望などを考慮しなければなりません．そのうえで，個々の条件に合わせて最適な治療プランを立案できる知識と技術をもつこと．これこそが，これからの医療に大きく求められます．

　幸いにもインターネットが普及し，以前に比べて歯科医療に関する情報も手に入りやすくなりました．その反面，根拠のない，誤った情報が紛れ込んでいることも多々あり，われわれには情報を整理して選択する能力が問われております．また，正しい情報に触れて知識を得たとしても，その使い方次第で，予後を大きく変えてしまう可能性があるということです．歯科医療の発展に伴い，今後も絶えず増えていく情報のなかで，それを適切に選定し患者に活かせる信念や倫理観を備えた歯科医療人の育成が求められます．

知恵や経験の伝承

　知恵や経験はそれぞれの人生で培われた，その人独自のものです．

　個人歯科医院では，個人の経験が蓄積されますが，引退と同時に途絶えてしまうことがほとんどです．人生100年時代といわれていますが，日本の歯科教育カリキュラムをストレートに進んだとして，研修医を卒業するのが25歳．そこから何らかの修行を5～10年行った後，個人が臨床に携わることができるのがおよそ30～40年です．その年月のなかで，やっとの思いで蓄積した経験をリセットし，次の世代が一から同じことを始めるのは不利益でしかありません．もし次の世代が先代の経験を共有することができれば，同じ過ちを避けることができ，より良い医療を提供できるようになるでしょう．

　伝承には，個人から個人，個人から組織，組織から個人，組織から組織への継承があります．個人から個人からでは限界があり，どこかで途切れる可能性があるため，複数人が集まる組織への継承が有効です．さらにいえば，先人たちの知恵や経験を正確に受け継ぐためには，その根底を流れるフィロソフィーを学ぶことが重要であると考えます．フィロソフィーが同じでなければ，同じ理論であっても捉え方が異なってしまい，正確に伝わらなくなるからです．フィロソフィーを媒体とした知恵と経験の伝承です．

　現在は，継承の場となる大学や学会，歯科医師会，歯科医師連盟，スタディグループなどさまざまな組織があります．そのなかで，従来の治療方法の習得や検証は元より，信条や理念などを含めた医療のフィロソフィーを組織で受け継いでいく．そうすることにより，時代や社会情勢の変化にも柔軟に対応し，国民の健康の維持増進に寄与できる次世代の育成が可能となるであろうと考えています．また，医療人として必要なフィロソフィーを学ぶために，医科や医療以外の分野とも連携して，人間社会に対する感性を豊かにすることも必要です．

日本の歯科医療のこれから

　国が多くの問題を抱えるなかで，医療の分野においては国民の健康水準を向上させ，医療費を削減することが求められています．ケアとキュアの両輪によって，病気を予防し，健康寿命を延ばすことができる歯科医療は，問題解決の糸口を握っています．

　日本は世界に先立って超高齢社会に突入しています．そのなかで国民皆保険を維持している日本が社会福祉制度をどう確立していくかは，世界からも注目されています．

　日本が独自のスタイルを獲得すれば，それは世界の医療制度にとっても模範となり

うるでしょう．その足がかりとなる日本の歯科界が，率先して社会における歯科医療の価値を高め，広い視野を持って国民の健康に寄与することが求められていると思います．

第十三章

日本歯科医療への示唆⑥

医療の中の歯科医療へ

The Place of Dentistry in Medicine

病院における医科歯科連携の実践事例を知ることで，
病院医療における歯科医療の重要性を再認識しよう

小松本　悟先生は慶應義塾大学医学部を卒業後，神経内科を専門としたキャリアを歩み，現在は栃木県足利市の足利赤十字病院院長，日本病院会副会長，栃木県病院協会会長などを務められています（図1）．医療管理政策学修士も取得しており，その合理的な病院経営は高く評価されており，病院経営難の時代において足利赤十字病院は，日本有数の優良経営医療機関として国内外に知られています．

　小松本先生の意思決定により，足利赤十字病院のリハビリテーション科に歯科が加わったのは2010年です．そして現在では，リハビリ歯科は一般的に想像される歯科医療の枠を越えた環境において，摂食・嚥下リハビリテーション，咀嚼機能回復，そして病棟における口腔ケアに関わっています．

　本章では小松本先生へのインタビューを通じて，病院における医科歯科連携の軌跡，意義，そしてこれからについて描き出していきます．

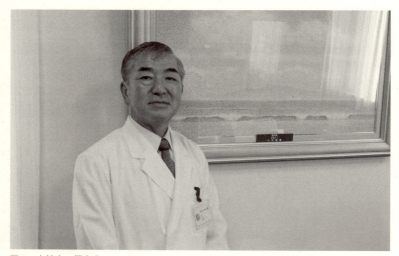

図1　小松本　悟先生

足利赤十字病院について

　今の足利赤十字病院は，2010年に建築され，2011年に旧病院から全面移転しました（図2）．旧病院は，ここから3km程度離れたところにあり，長年増改築を繰り返しており導線も悪く，IT化もうまくいきませんでした．また日本医療機能評価機構から得ようしていた機能評価もペンディングになっていました．そこで，私が副院長時代に新病院への全面移転が計画され，院長に就任した後に移転いたしました．

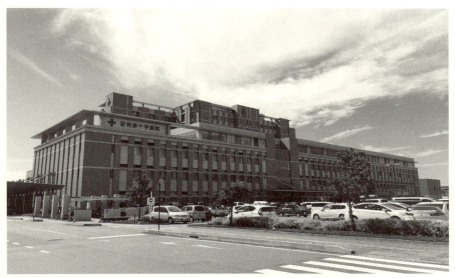

図2 現在の足利赤十字病院

　お金をかける以上，今後の病院にとってのベンチマークになるような病院を作ろうという考えが，病院設計の基本にありました．そこにおいて，本当に患者さんにとって良い病院にしたいという思いと，そのためには回復期リハビリテーションが必要だという私の希望とが重なりました．

　当時の足利赤十字病院は，患者さんの在院日数にゆとりがありました．しかしながら，われわれは救急救命医療も提供しています．いかなるときにも人の命を救える体制を整えるには，早期離床・早期退院を適切に促せるような医療を提供し，患者さんの平均在院日数を従来より短くしようと考えました．そのために，回復期リハビリテーションを充実させることは必要不可欠でした．そこで「回復期リハを作り，全室個室の35床1看護単位で混合病棟を原則で行う」という新しい考え方に基づいて，今の病院が設計されました．

　そこにおいて，どのように回復期リハビリテーションを病院に取り入れていくかという話になりました．実は，藤田保健衛生大学（現 藤田医科大学）でリハビリテーション科を牽引してきた才藤栄一教授と私は，慶應義塾大学医学部において一緒に神経

内科の勉強をしていた時期がありました．その縁から才藤教授にお願いし，回復期リハビリテーションを取り入れるためにはどうすれば良いかと，いろいろご指導いただきました．

　立ち上げの最初は，藤田保健衛生大学と同じようなやり方で運用しようということで，同大リハビリテーション医学講座の馬場　尊教授に来ていただきました．この馬場教授が摂食・嚥下リハビリテーションを専門にしており，やはり口腔衛生は大切だということで，歯科医師による口腔衛生管理，摂食・嚥下リハビリテーションを行いつつ，口腔ケアを提供していくという今のスタイルの原型の導入が決まりました．そこで，東京医科歯科大学の高齢者歯科学講座から歯科医師に来てもらって，全病棟の患者555名を対象とした摂食・嚥下リハビリテーション，そして口腔ケアを行っていこうということになりました．

　ちょうどその頃，看護教育においても，口腔ケアや摂食・嚥下リハビリテーションの大切さが謳われ始めた時期でした．歯科が介入してくる前は，口腔ケアについては看護だけでなんとなく対応していました．「人工呼吸器をつけている患者さんの口腔ケアは大切」などということはわかっていましたが，それでは具体的にどのようにアプローチをとっていくか，あるいは，どうやって患者さんの口腔を評価していくかなどについては曖昧でした．そこに歯科が介入してきたことで，口腔ケアや摂食・嚥下リハビリテーションを行うことの意義と意識が現場レベルで得られるようになりました．

　徐々に看護師がのってきて，口腔状態の評価などについても病院全体でしっかり行っていこうという流れが生まれ，軽症患者については病棟の看護師が対応し，重症患者については歯科衛生士，歯科医師が対応するという現在の仕組みに繋がりました．そして今では，他の診療科からの依頼がなくても積極的にリハビリテーション科の歯科医師，歯科衛生士が全病棟を回り，口腔ケアの大切さ，誤嚥性肺炎の危険性について説明しています．病院医療の中に歯科が組み込まれ，確かな価値を生み始めたということでしょう．

　その結果，医師と歯科医師がお互いに尊重しあって対等の立場で仕事をしています．看護師もまた歯科医師の立場を理解し，尊重しています．また，足利赤十字病院では雇用面においても医師と歯科医師を対等とし，全く同じ職務規定，条件で雇用しています．そのようにして，医科と歯科を向き合わせています．正直，歯科医師が請求する周術期加算だけでは，彼らに支払う給料に足りません．ただ，誤嚥性肺炎を減少させていることや，その間接的な影響までを考えると歯科医師の存在は病院医療において必要不可欠といえます．

病院医療に歯科を導入すること

　私の専門は神経内科です．医科の各診療科については具体的なイメージが湧くのですが，学部の異なる歯科については"命にかかわらない医療"というイメージでした．文献的には口腔ケアの誤嚥性肺炎への効果や，口腔健康の全身への影響は知っていましたが，正直申し上げるとそこまでの興味もありませんでした．

　しかしながら実際にリハビリ歯科を導入してみたところ，当院での脳卒中患者の誤嚥性肺炎の発症率が，導入初期の 2011 年の 12.2% から歯科介入後に徐々に減少して，2017 年には 3.4% に激減したのです．

　そもそも誤嚥性肺炎を起こすと，患者さんの在院日数は 1 カ月程度延びます．誤嚥性肺炎が抑制されるということはつまり，在院日数が短くなり，患者さんが自分の口で飲んだり食べたりできて，自宅に復帰できる可能性が高まるということです．これは患者さんにとっても良いことですし，病院としても新規の患者さんの受け入れが可能になります．そして，それは経営的にもプラスに働きます．脳卒中の患者さんだけみても年間 3,500 万円くらいの利益を生みうることなのです．

　この経験を通じて，やはり病院医療において歯科は必要不可欠だと考えるようになりました．そこで『歯界展望』などの歯科商業誌を読み，歯科医療についての理解を深めていく過程で，やはり歯科医師がもう少し病院医療に入ってくるべきではないかと思うようになりました．医師とは異なり，病院勤務の歯科医師は少数派です．そしてその大半は口腔外科で勤務しています．現実問題として，口腔外科の場合は，入院患者について他科からのオーダーがあったときに病院内で動くことはあると思うのですが，積極的に介入していくことはあまりないのです．

　病院医療で歯科の介入がない場合，入院患者さんはさまざまな病気により誤嚥性肺炎を起こします．そして義歯の調整もされません．結果，口腔内がめちゃくちゃになって，退院後に在宅において開業医の先生に診てもらうという機会損失が生まれていることもわかりました．

　今後，地域包括ケアシステムのなかで，「在宅の歯科診療に点数をつけますよ．そこで患者さんを守っていきますよ」といわれているのは確かです．ただ，それだけでは医療として，医科歯科連携として本来助けることができるはずの入院患者さんを無視してしまうことになります．日本社会全体で高齢化が進むなかで，多くの患者さんは確実に高血圧・糖尿病などさまざまな病気を併発しています．これまで独立して機能してきた歯科医療も，地域の医療機関と連携しなければいけない時代に入ってきてい

ます．そこにおいて，病院医療に歯科医療が入ってくる必要性は確実にあります．

私は，病院医療における歯科医療の価値について，歯科領域の方々がもっと声を大きくして言ってきていれば，現時点でもう少し医科歯科連携は進んでいたと思います．正直，多くの病院が経営難で苦しんでいる現在，歯科医師1名より医師1名に価値を見出してしまう医科側にも問題があります．

しかしながら，歯科側の努力不足もあると思います．在宅歯科医療を優先してしまい，病院への歯科の積極的な介入がなされていない．その結果，現在に至ってしまっているような気がします．

ただ，過去への反省は未来への布石です．今後，病院医療における歯科医療は徐々に広がっていくと思います．近年，足利赤十字病院における成功モデルについての認知が高まってきたこともあり，いろいろな歯科領域の学会や地域の歯科医師会に呼ばれてお話をさせていただく機会が増えてきています．それは歯科側において，病院医療における歯科の大切さが見出され始めているからだと思います．

私は，医科歯科連携の大切さは徐々に浸透していくものとして捉えています．時間はかかりますが，明らかに社会の流れはそういう方向に向かっています．

病院に歯科医療を導入する真価について

今，日本国内の多くの病院が赤字経営です．そのなかで，足利赤十字病院はダントツの優良経営を維持しています．ここに至るまでに私自身も，病院経営を一つの学問として学び，今でも勉強し続けています．

病院経営について考えるとき，例えば経営コンサルタントのような方々の力を借りて，短期的な利益をあげることは可能です．しかしながら，やはり組織を本質的に強化し，中長期的に経営を安定させようと思うなら，患者中心の医療を提供することが第一なのです．経営が良くなるのは，あくまでその結果です．

院長就任以降，私は「患者中心の医療を提供する見返りとして医療費をお支払いいただく」という考え方を職員に植え付けてきました．患者中心の医療を実現するためには，数字的にも，物質的にも，目に見えない付加価値がある質の高い医療を提供していかなければなりません．

国内で9番目，日赤病院では最初の取得となった，国際的な病院評価機構の認定（JCI）もそのためのものでした（**図3**）．トップが決めたことなのでと，仕方なく従った職員もいたと思います．ただ，取得の過程で得るものは確かにありました．それは私が，組織をまとめるためのツールとしてJCIを使ったからです．

職員同士，あるいは患者さんに対して気持ち良く挨拶をすることの大切さや，目に見えない医療の付加価値が自分にもわかるようになった．患者さんが満足してくれた．質の高い医療を提供できた．臨床指標が上がってきた．やりがいを感じるようになった．そういうさまざまな成功体験を通じて，従業員一人ひとりに足利赤十字病院で働くことに対する誇りが生まれていきます．

　医療の中の歯科医療もまた，目に見えない付加価値の一つです．口腔ケアにより誤飲性肺炎を防ぐ．癌の化学療法前後でも，口腔内の炎症が良くなる．また，口腔ケアと摂食・嚥下リハビリテーションを通じて，最後までご家族が作った食事を食べていただくことで大変満足していただき，患者さんご本人は次の世界にいかれる．そういう，目に見えない付加価値を生むことも医療の大切な役割であると思います．

　そこには保険点数はつきませんが，患者さんが満足する．それが，足利赤十字病院の医療の在り方であり，それを良しとする職場を作ってきたという自負があります．

病院歯科の今後について

　本心からいうと，日本中のすべての病院医療に歯科が入っていくべきだと思います．しかしながら多くの病院が現状赤字経営であり，これ以上人件費率をかけることができません．そもそも赤字病院の経営を圧迫しているのは，多くの場合，人件費の高騰です．そこにおいて，売上にダイレクトに繋がらない歯科を…となると，二の足が踏まれるのは仕方のないことです．

　今，病院経営そのものが反省の時期に入っているのかもしれません．ただ，大局で見ると，病院医療において歯科医療が求められる流れに向かっているというのもまた事実です．急には無理ですが，時間をかけてそうなっていくのはないでしょうか．

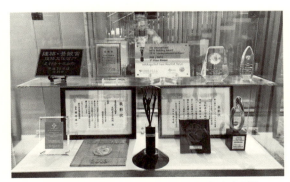

図3　足利赤十字病院正面玄関にあるさまざまな表彰状

医科歯科連携に対応した教育について

私は，厚生労働省における歯科医師の資質向上についての会議に呼ばれて，話をしたことがあります．医科歯科連携を日本社会に浸透させていく方向で動き始めていることは確かです．

そのための教育も少しずつ始まっています．例えば，厚生労働省の働きかけで，東京医科歯科大学において，ライセンスをもっているが働いていない歯科衛生士を，病院を含めて現場復帰させようという教育プログラムが動き始めています．私はそのオープニングレクチャーでお話をさせていただきました．足利赤十字病院では，歯科衛生士が歯科医師と一緒にこういうことをしていますよ…と．そのような教育プログラムが今後広がり，医科と歯科が教育面からも向かい合っていく時期は近い将来訪れると思います．

また，医科歯科連携を専門とした学会があって良いのかもしれません．現に，日本摂食嚥下リハビリテーション学会などは医師・歯科医師が共に参加し，盛り上がってきています．そういう場に参加し，摂食嚥下リハビリテーションや口腔ケアを手がける歯科医師が増えてくれば，自然に医科歯科連携の機会も増えてくると思います．

これまでの歯科医療…つまり歯を削ることや義歯の調整などにおいても，それが咀嚼・嚥下の一環だという考え方を学問的に教えていく必要があるのではないでしょうか．もはや義歯を調整して噛み合わせを見て，それで良しという時代ではないのでしょう．作業としての医療だけで終わるのではなく，その背景にある意味を教える上級医もまたいなければならないのだと思います．

歯科医療に関わる今後の目標

病院医療の中の歯科において，足利赤十字病院はパイオニアとしての役割を果たしていかなければならないのかもしれません．今後の日本社会のためにも，われわれだからこそ得られるデータをさまざまな学会や社会に積極的に発信していきたいと思います．

それに加えて，この地域に根ざし，愛される病院を作ることで，ここに存在している意義をもつ病院にしていきたいと思っています．足利市の建築・景観賞を受賞していることもあり，ポーランドや韓国，香港からも見学が訪れます．そういう意味で，日本を代表し，日本国内，そして世界のベンチマークとなる病院として，世界をリードしていきたいと願っています．

第十四章

日本歯科医療への提言

A "Thesis" for Japanese Dentistry

日本の歯科医療のもつ可能性を知り，
実際に行動していくことで，
歯科医療の社会的価値の向上に繋げよう

日本医療のこれからと歯科医療

　人口急減・超高齢化が進み，経済的な行き詰まりを見せる日本国において，国家財政を圧迫する右肩上がりの医療費を抑制するため，医療システムはシックケア単体から，シックケアとヘルスケアの両輪で国民の健康寿命を伸ばしていく新たな社会システムとして再構築されようとしています．それが 2025 年を目標とした地域包括ケアシステムです．

　筆者は，齲蝕を中心とした歯科治療への潜在需要は 2021 年までにピークを迎えた後に減少し，国民歯科医療費は地域包括ケアシステム時代に入った 2026 年から 2031 年の間に 3 兆円前後でピークを迎えた後に減少すると予測しています．同時に，歯科医療が積極的・建設的に変化することで，この枠を超えてその社会的価値を高めながら成長していくことも可能だと考えています．

　歯科医療に対する期待は，かつてないほどに高まっています．2017 年に，国家が「経済財政運営と改革の基本方針」において口腔健康と全身健康との関連性を認め，歯科健診と口腔ケアを推進することを明文化しました．そして 2018 年には，地域における医科歯科連携の構築が追記されました．その流れにおいて，2017 年末，厚生労働省の歯科口腔保健推進室の訓令室から省令室への昇格が決まり，2018 年夏より稼働し始めました．そして 2019 年には，口腔健康と全身健康の繋がりについてのエビデンスの信頼性を向上させつつ，国民に適切な情報提供を行っていくこと，フレイル対策における歯科医師，歯科衛生士の役割，多職種連携の構築などが追記されました．今まさに，歯科医療はヘルスケア代表，「生きる力を支える医療の代表」としての転換点にあります．

　歯科医療に求められる最大の変化は，歯科衛生機能が求められる場所が歯科医院外に拡大することです．そして日本社会から求められる歯科医院像は，① 地域包括ケアシステムに組み込まれていくかかりつけ歯科医機能強化型歯科診療所の発展線上にある中規模歯科医院，② 自費専門の歯科医院およびフライイングドクター，③ 訪問診療専門の歯科医院，そして④ これらのハイブリッド型の四つに集約されていきます．

　歯科医療が拡大していくべき領域としては，医科歯科連携・多職種連携を推進しながら，需要が高まる歯周病予防・治療への対応，歯科医院の糖尿病・認知症・骨粗鬆症予防，睡眠医療などの健康ステーションや「通いの場」としての発展，また，食べる力を支える口腔医の組織的育成に伴い，歯科医院外で価値を生む歯科医師・歯科衛生士の

機能の確立などがあります.

　例えば，口腔健康との関連性が高い糖尿病や認知症の医科クリニックに，チェアと歯科衛生士を配備させ，口腔ケアを行いながら中規模歯科医院やケアマネジャーとの連携の下に患者を紹介し合う仕組みが考えられます．それにより，国の方針に合う形での歯科医院への受診勧告・患者の掘り起こし，在宅歯科医療への引き継ぎが可能となります．また，病院において，患者の周術期管理・食べる力のリハビリテーションに携わる口腔医の下で，歯科衛生士が病棟で口腔ケアを行う仕組みや，病院と地域の歯科医院が連携して入院患者に対応していく仕組みや，病院と地域の歯科医院が連携して入院患者に対応していく仕組みが考えられます.

　現時点で厚生労働省が納得する形で蓄積された経済的インパクトを推計する根拠となるデータがないため，短期的に医療制度に反映させることは難しいと思われます．しかしながら，今後，国策として厚生労働科学研究などを通じて口腔健康と全身健康の繋がりについてのエビデンスの積極的な蓄積や信頼性の向上が図られていくことを考慮すると，これらは地域包括ケアシステムにおいて社会が求める歯科医療の姿ではないでしょうか．大切なのは，歯科の代表者が，「歯科医療と医療・介護が融合する領域を建設的に構築しながら，医療のなかの歯科医療のプレゼンスを高めることで歯科医療を拡大する」という新しい視座に立つことです.

日本歯科医療への提言

　歯科医療は，まさにこれから大きく花開く可能性をもっています．それは，医療制度に歯科医療が大きく組み込まれている日本だからこそなし得る変化です．ここにおいて，日本歯科医療への提言をさせていただきます.

1. 日本歯科医師会・日本歯科医師連盟への提言

　まずは政策・政治面を司る歯科医師会・歯科医師連盟への提言です．政策とは，政府が問題解決を図り，社会をより良いものにするためにとる対応策，解決策，方向性，プランを指します．それに対して，政治とは各ステークホルダーの権力に合わせてどのような政策が選択されるかというパワーバランスの結果です.

　つまり，歯科医療のあり方を真剣に模索し，歯科医療の発展，そして国家・国民に提供する歯科医療の価値の向上を図るには，政策・政治の両方に対して歯科医療としての影響力をもつ必要があります．すなわち，歯科医療を行う者の代表として医療政策を策定する厚生労働省との交渉窓口である日本歯科医師会が強くなり，厚生

労働省との交渉力を高めていく必要があります.

　組織が強くなるには，その活動目的を社会変化に合わせて適切に設定する必要があります. 護送船団方式にて歯科医師が一人一軒ずつの歯科医院を豊かに経営していける時代は終わっています. 「生きる力を支える医療の代表」として地域包括ケアシステムに対応した歯科医療を提供していく仕組み作りの推進に，その活動目的を定めるべきです. また，若い世代に鞄持ちをさせるような古い慣習は捨てるべきでしょう. 私は地方歯科医師会の重役の先生が，若手歯科医師に向けて丁寧に語りかけ道を示そうとする「尊敬される先輩歯科医師の姿」も目の当たりにしてきました. そういう先達が一人でも多く増えてくださることを願っています.

　政治面を担う日本歯科医師連盟もまた強くなる必要があります. 多くの産業において，その産業が社会に与えられる正しい価値を実現化するために，政治活動を担う団体が存在します. 幅広い歯科医療が国民皆保険制度によりカバーされている日本において，実は多くの歯科医師が日本歯科医師連盟の活動の恩恵を受けています. その活動は歯科医療従事者のためだけではなく，歯科医療の発展のため，そして国家・国民に提供する歯科医療の価値の向上のためのものです.

　政策・政治の両面において，歯科医療の社会的価値を高めるためには，日本歯科医師会・日本歯科医師連盟がともに強くなることが必要不可欠であり，私個人はこれらの団体の超推進派です.

2. 学府への提言

　次に歯科大学を中心とした学府です. 社会における歯学部の最大の存在意義は，国家・国民のために良質な歯科医療を提供できる優秀な歯科医師を輩出することです.

　しかしながら，近年の一部歯科大学のあり方には，果たして学府として存在意義を果たしているのか，それとも現状維持のために若い人材の人生を粗雑に扱っているのかわからない面があります. 学府の立場を活かし国策に沿った研究・情報発信を行いながら，歯学教育モデル・コア・カリキュラムの中に歯科医療が拡大していくべき領域を組み込めないのであれば，統廃合に踏み切るべき時期に入っているのではないでしょうか.

　その一方で，国民の DMF 歯数のみでは測れない今後の歯科医療の需給バランスや，国家試験合格率などの表面的な数字のみでは測れない各学府の存在意義を考えると，学府のみにこの提言を押し付けるのは不適切です. 議論のベースとなる，歯科医療界としての成長戦略が必要です.

3. 学会，スタディグループへの提言

　次に，学会です．歯科医学の進歩発達のためにもその存在価値は高いのですが，医療において歯科はあくまで一診療科です．そこにおいて，個々のポジショントークの集合結果では，国家・国民にとっての歯科医療の価値を高められない可能性があります．日本歯科医学会のリードの下に，社会が求める歯科医療の構築のために必要な経済的インパクトを推計する根拠となるデータを，既存の枠組みを超えて蓄積していただけることを願っています．

　そしてスタディグループです．日本歯科医療の卒後教育を担う媒体の一つとしてその存在価値は高いのですが，歯科医師にとっての価値と患者にとっての価値のバランスが取れたインプットを，次世代の歯科医師にご提供いただけることを願っています．

＊　　　　＊　　　　＊

　歯科医師もまた，変わっていく必要があります．歯科医師の豊かさのために，歯科衛生士・歯科助手などを使っていける時代は，人材確保の観点から終わろうとしています．地域包括ケアシステムの時代において自院が提供していく歯科医療を定義しながら，スタッフが中長期的に勤務できる体制を整えていく必要があります．

歯科医療の社会的価値を高める

　現代日本の歯科医療は，日本特有のエビデンスを蓄積し，世界に発信していく時代に入ろうとしています．また今後，歯科医療を支える関連産業構造も含め，多くのステークホルダーにとって過去数十年の歯科医療におけるスタンダードモデルは崩れていきます．そこにおいて異なる利権を求めるステークホルダー同士が，何を目的として動いていけばよいのでしょうか．

　理想論ですが，それは「歯科医療の社会的価値を高める」ことに焦点を当てて議論・意思決定をしていくことだと筆者は考えています．

　それぞれの利権についての落としどころを探ることは大切ですが，変わらざるを得ない環境で既得権益の維持のみを判断基準としてしまうと，歯科医療界として何かを大きく変えてくことは不可能です．

　近年，シニアデモクラシーという言葉を耳にするようになりました．今，未来への意思決定権をもつご年配の先生がたは，次世代に引き継ぐべき歯科医療について考えたうえで，意思決定を下してほしいと願います．若手もまた，これまで先人達が作り上げてきた日本の歯科医療の現在のあり方を単純に否定して，新しい歯科医療のあり方を模索することは不可能ということを知る必要があります．温故知新を旨に，現在の日本の歯

科医療が次世代に引き継いでいくべき良い点，変わっていくべき点は何であるかを考え，日本の歯科医療のもつ可能性を知り，実際に行動していくこと．その先に，歯科医療の社会的価値の向上があります．

　歯科医療は国民のために存在します．歯科医師のためでも，歯科技工士・歯科衛生士のためでも，歯科関連企業のためでもありません．Xの社会的地位，利権云々ではなく，「生きる力を支える医療の代表」として国家・国民にとっての「歯科医療の社会的価値を高める」ことを前提とした利権の確保に，歯科医療界が注力をしていくことを切に願います．

第十五章
歯科医療という日本国の光

Let there be Light

われわれの時代が直面する課題に向き合い，
健康寿命の増進と医療費抑制への貢献により
日本歯科医療の価値を高めよう

2040 年問題を見据えた歯科医療

　日本政府は現在，現役世代が減少していくなかで高齢者数がピークを迎える 2040 年頃の医療のグランドデザインを描こうとしています．筆者が示してきた，2025 年を目標に構築が進められている地域包括ケアシステムの時代に活きる歯科医療の姿は，すでに織り込み済みの医療のグランドデザインの一部であり，実現性の高い未来です．そこにおいて 2018 年 6 月 15 日，内閣府により発表された「経済財政運営と改革の基本方針」，つまり 2018 年の国家戦略の医療の項目において，地域における医科歯科連携の構築が明文化されました．そして 2019 年には，入院患者などへの口腔機能管理などの医科歯科連携に加え，介護，障害福祉関係機関との連携を含む歯科保健医療提供体制の構築が明文化されました．これは，歯科単独のエコシステムから脱却せざるを得ない時代に突入したことを示しています．それでは，今後構築されていく新しいエコシステム "医療の中の歯科医療" の姿をみていきましょう（図 1）．

医療の中の歯科医療

　医療の中の歯科医療は，①クリニックレベルでの医科歯科連携，②在宅医療レベルでの多職種連携，③病院歯科の浸透，異なるレベル間での患者の共有などにより構築されていきます．

1. クリニックレベルでの医科歯科連携

　ここでは，医科と歯科が交差する領域ごとに医師と歯科医師が共通言語をもつこと，そして顔の見えるコミュニティが形成されることがその成功の鍵となります．具体的な連携方式や医療制度が未整備なだけで，医科と歯科には糖尿病・認知症・骨粗鬆症・睡眠医療などさまざまな交差領域があります．

　交差領域ごとに医科と歯科がお互いに何ができるのかを理解し合い，患者情報を共有するためには共通言語が必要不可欠です．共通言語をもつためには医師と歯科医師が互いの顔が見えるコミュニティに属し，学習面で向かい合う必要があります．中長期的にはそのような大学教育が行われるべきですが，教育改革の難しさや各歯科大学がもつリソースの違いを考えると，日本各地で生まれ始めている医科歯科連携を模索する先進的な医師と歯科医師による小規模なコミュニティを活かす道が現実的です．各地域の歯科医師会がその動きを積極的に取り込み，医師会を巻き込んだ活動へと発展させていくことを願います．

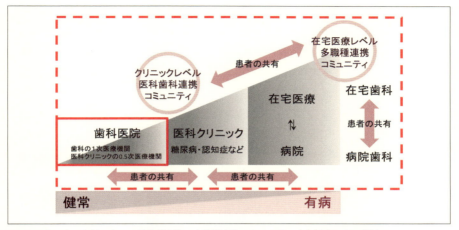

図1 医療の中の歯科医療．医科歯科連携・多職種連携により国民の全身健康を守る基幹となる

　医科歯科連携における歯科医院の強みは，性別・年齢を問わず多くの健常者が来院することにあります．その強みを活かし，歯科医院には既存の歯科医療の提供に加えて，交差領域の情報提供やスクリーニングを行い医科クリニックに潜在患者を送る「0.5次医療機関」としての役割や，さまざまな医科クリニックと補い合って患者中心の質の高い医療を提供する役割などが求められます．
　クリニックレベルでの医科歯科連携は，かかりつけ歯科医機能強化型歯科診療所の発展線上にある中規模歯科医院が中心となり担っていくことになります．すでに認知症に関連する条件がその施設基準に含まれていることから，今後の診療報酬改定のたびに歯科医院に求められる医科歯科連携機能が具体的に示されていくことでしょう．

2. 在宅医療レベルでの多職種連携

　これは，十分とは言えないまでも比較的進んでいます．歯科医療には，口腔ケアに加えて咀嚼機能の回復や摂食・嚥下リハビリテーションにより，患者の生きる力の源である食べる力を支えることが求められます．しかしながら，歯科医師のみでは，食道癌などの重篤な疾患を見逃す可能性があります．また，必要性があっても咽頭・喉頭に対する小外科手術は行えません．一方で，そこに対応できる耳鼻咽喉科のみでは，日本全国の在宅での摂食・嚥下リハビリテーションのニーズに対応する人的リソースがなく，咀嚼機能の回復もできません．この領域においては，建設的な医科歯科連携を通じて，診療科間で補い合うことが求められます．

また，医科はその業態上，病院と在宅で主治医が変わります．しかし，在宅歯科は病院歯科が発展していない病院に訪問し，病院における摂食・嚥下リハビリテーションのニーズに対応し，そのまま在宅医療に引き継ぐことができます．つまり，病院医療と在宅医療レベルでの多職種連携との架け橋になることも，歯科が果たせる役割の一つではないでしょうか．

さらに，在宅医療において歯科だからもちえる価値の一つに，老衰による生きる力の終わりを，食べる力の終わりから判断することがあるのではないかと筆者は考えています．これは，避けられる死と戦う医療への否定ではなく，苦しみを伴う延命措置や，そこに費やされる膨大な医療費への疑問に基づく考えです．

3. 病院歯科の浸透

近年，病院医療においても口腔ケアや回復期における摂食・嚥下リハビリテーションの重要性が認識され始め，藤田医科大学や第十三章で紹介した足利赤十字病院などがロールモデルとして注目されています．現在，病院経営は歯科医院経営以上に厳しく，診療報酬の積み上げに貢献しづらい歯科の導入は容易ではありません．しかしながら，病院医療における歯科の積極的な介入は，入院患者の誤嚥性肺炎の防止に繋がり，その結果として病床回転数が改善され，新規患者の受け入れが可能となります．病院の口腔外科，あるいは病院と地域の歯科医院が連携して対応していく道もありますが，リハビリテーション科に歯科が組み込まれることにより患者の食べる力の回復や，それに伴う QOL 向上を図っていく道もあります．今後，その経済的インパクトが推計され，医療の質などに与える影響への認知が広がることで，病院歯科は徐々に浸透していくことでしょう．

厚生労働省の医療施設調査によると，2016 年時点で日本にある一般病院 7,380 施設において標榜数が最も多いのが内科の 6,799 施設，次いでリハビリテーション科の 5,500 施設です．既存の歯科や口腔外科の価値はそのままに，リハビリテーション科においても歯科が必要とされるようになることで，歯科医師・歯科衛生士の活躍の場は広がります．

いずれにせよ地域包括ケアシステムの時代においては，地域ごとに異なる医療施設などのリソースや特性を活かして，「ごちゃ混ぜ」のなかで有機的に医療・介護が提供されていくことになります．そして，そのなかで歯科医療も活きていくことになります．

これまでの時代において，歯科医療提供の主体は歯科医院であったため，歯科医師会は開業医の代表としての側面を強く持っていましたが，病院歯科を推進する社会

的意義を考えると，歯科医師会もまた新しい視点をもつ必要があります.

以上の結果として，歯科医院は国民の健康を最上流から守りながら，医科クリニックとともにその交差領域における医療の質を高めていきます．そして，在宅歯科や病院歯科は，有病者の生きる力を支える基幹的な予防インフラとなると同時に，食べる力の終わりを知る医療として人々の死と向き合います．そうして，歯科医療は健常者から有病者まですべての国民から求められる医療へと昇華されていくのではないでしょうか．

医科歯科連携・多職種連携は「歯科医療の社会的地位の向上」ではなく，国家・国民，そして連携する医科や他職種にとっての「歯科医療の社会的価値を高める」ことを前提に推進されるべきです．歯科医療として「正姿勢」で取り組んだ先に，真に日本社会に求められる歯科医療の姿があるのではないでしょうか．

歯科医療という日本国の光

2018 年 12 月，内閣府は 2012 年 12 月に始まった景気回復が 2017 年 9 月時点で，高度成長期の「いざなぎ景気」を超える戦後 2 番目の長さになったと認定しました．そして 2019 年 5 月，新時代への期待とともに「令和」が幕を開けました．しかしながら，日本の置かれている状況は決して楽観視できるものではなく，国家財政を圧迫する右肩上がりの医療費を抑制するため，医療システムはシックケアとヘルスケアの両輪で国民の健康寿命を伸ばしていく新たな社会システムとして再構築されようとしています．現代の医療政策において明確に採択されやすいのは，健康寿命の増進・医療費抑制に寄与する政策です．連載を通じて筆者は，日本歯科医療の社会的価値の向上を前提とした成長戦略を描いてきました．その結果，みえてきた日本歯科医療の方途は，まさに健康寿命の増進・医療費抑制に大きく寄与しうるものでした．

私たちは，過去の日本人を逞しく感じ，羨望の眼差しを向けます．例えば，明治維新を成功させて近代国家として歩み出し，日露戦争勝利に至るまでの勃興期の明治日本を描いた司馬遼太郎の『坂の上の雲』において前のみを見つめながら躍動した日本人の姿に．例えば，英語を学ぶ術が限られた時代に札幌農学校（現，北海道大学）で学び，英文にてベストセラー「Bushido: The Soul of Japan（邦題：武士道）」を執筆し，日本人が拠って立つ精神を世界に知らしめた新渡戸稲造に．例えば，戦後の日本において GHQ に対して言うべきことを堂々と主張し「従順ならざる唯一の日本人」と呼ばれ，プリンシプルを貫いた白洲次郎に．枚挙にいとまがないそのような先人達が描き，引き継いできた先にある現代を生きる日本人として，われわれはこの時代特有の課題に向き合っています．

日本国を守り，次世代に引き継いでいくために，今の自分達に何ができるのか．現代の歯科医療従事者はこの答えを明確に持ち得ることを，本書を通じて感じていただけたなら幸いです．後は歯科医療界としての実現力の問題です．

既存の歯科医療の枠組みを越えて一歩踏み出したとき，次世代の日本社会に引き継いでいくべき日本歯科医療が実現化されていきます．そしてそれは，歯科医療の社会的価値を高めながら，日本国に貢献していける素晴らしい道です．歯科医師として臨床からは離れましたが，筆者は現代日本の歯科医療人であることに，心からの誇りを感じています．

日本歯科医療界は，素晴らしい人々であふれています．また，歯科医療従事者の大半は真面目に生き，歯科医療を大切に思い，それぞれの立ち位置から歯科医療を通じた社会への貢献に尽力しています．その総意が，日本歯科医療から日本社会への適切な提言となり，歯科医療が日本国における光となることを心から願っています．

結

　何かを始めるときはいつも，その終わりに何を思うのだろうかと考えます．そして，遠い先だと思っていた未来にたどり着いたとき，新しい地平線を見て，また新しい一歩を踏み出します．

　私は 2013 年夏，「10 年後，20 年後に歯科医療が日本社会においてその価値を高めながら産業として成長していく戦略」を見出すために渡米しました．それから 6 年後，日本の歯科医療がもつ可能性と取るべき成長戦略について，本書にてまとめさせていただけたことで，一つの未来にたどり着けたように感じています．

　私は，日本の歯科医療が好きです．数多くの素晴らしい人達が働いており，今後益々，国家・国民から必要とされる可能性を有しています．これは日本社会そのものに言えることかもしれませんが，昨今の日本歯科医療に欠けているのは，自信ではないでしょうか．本書を通じて描いてきた可能性が，歯科医療産業で働く人々の自信の根拠となり，明るい気持ちで歯科医療に邁進していただける日々に繋がればと願います．

　今見える新しい地平線．それは，本書を通じて描いてきた歯科医療が実現されていく未来であり，「タバコは体に悪い」と同じレベルで「口を大切にしないと体に悪い」と一般社会から認識されている未来です．それは，歯科医療の社会的価値の向上という，使命感と重なる夢と希望を私に与えてくれます．新しく踏みだす一歩として，本書でもその必要性を描いた「国政，行政機関，日本歯科医師会や日本歯科医師連盟，学府などで先人達と協調して活躍できる若手人財の育成の仕組み」として 2019 年 1 月，一般社団法人 WHITE CROSS 留学基金を設立しました．

　歯科医療は，日本国の未来を照らす光です．そして，歯科医療というステージが，読者の皆様の人生における幸せの彩りの一つであることを願います．

　最後になりますが，本書の刊行にあたり多大な御尽力をいただいた医歯薬出版株式会社の上田雄介さんに心からのお礼を申し上げます．ありがとうございました．

日本歯科医療への提言　　　　　ISBN978-4-263-46153-2

2019年9月25日　第1版第1刷発行

　　　　　著　者　赤　司　征　大

　　　　　発行者　白　石　泰　夫

　　　　　発行所　医歯薬出版株式会社
　　　　　〒113-8612 東京都文京区本駒込1-7-10
　　　　　TEL.（03）5395-7634（編集）・7630（販売）
　　　　　FAX.（03）5395-7639（編集）・7633（販売）
　　　　　　　　　https://www.ishiyaku.co.jp/
　　　　　郵便振替番号　00190-5-13816

乱丁, 落丁の際はお取り替えいたします　　印刷・三報社印刷／製本・皆川製本所
　　　　　Ⓒ Ishiyaku Publishers, Inc., 2019. Printed in Japan

本書の複製権・翻訳権・翻案権・上映権・譲渡権・貸与権・公衆送信権（送信可能化権を含む）・口述権は, 医歯薬出版（株）が保有します.
本書を無断で複製する行為（コピー, スキャン, デジタルデータ化など）は,「私的使用のための複製」などの著作権法上の限られた例外を除き禁じられています. また私的使用に該当する場合であっても, 請負業者等の第三者に依頼し上記の行為を行うことは違法となります.

JCOPY ＜出版者著作権管理機構 委託出版物＞
本書をコピーやスキャン等により複製される場合は, そのつど事前に出版者著作権管理機構（電話03-5244-5088, FAX 03-5244-5089, e-mail:info@jcopy.or.jp）の許諾を得てください.